自律神経の科学

「身体が整う」とはどういうことか

鈴木郁子　著

ブルーバックス

装幀―五十嵐徹（芦澤泰偉事務所）
カバー・目次イラスト―小泉さよ
本文デザイン―齋藤ひさの
本文図版―アトリエ・プラン

はじめに

春は命の芽吹く季節、花々はつぼみを開き、動物たちは野を駆けめぐります。でも私たち人間は、ときとして気分が沈みがちになりますね。春の陽ざしが眩しいからでしょうか。それとも気候の変動に体が追いつかないのでしょうか。他の生き物と違って冬に休める期間が少なかったからかもしれません。ひとついえるのは、人間の脳が特別に発達し、考える動物ゆえに悩んでしまうこと。わたしたちは「考える葦」（パスカル）なのでしょう。

心身の不調を感じるのは、春に限ったことではありません。病院に行くほどの症状ではないにしても、ちょっと体がだるいな、体調が悪いな、なんだか気持ちが落ちつかないな、などと感じることは、よくありますね。そんなとき、自律神経が原因かもしれない、ということをよく聞きます。

交感神経、副交感神経という言葉も近頃ではよく耳にするのではないでしょうか？　でもその神経がどのようなものなのか、具体的に説明できる人はそう多くはないかもしれません。これから本書でゆっくり解説していきますが、交感神経と副交感神経は自律神経の代表格です。そしてごく簡単にいうなら、自律神経は内臓の働きを調整している神経です。

自律神経はホメオスタシスに関わる神経ともいわれます。ホメオスタシス？　どこかで聞いたような言葉ですね。体内の環境を安定に保つことを、生理学ではホメオスタシスとよんでいます。この用語を編み出したのはアメリカのキャノンという生理学者で、彼は今から90年前に『からだの知恵』という名著を記しています。そのなかで述べているのは、からだの知恵を理解することによってのみ、「病気や苦痛を自在に操り、人類に課された重荷から救われるであろう」ということです。からだの知恵——これは、自律神経系の働きと置き換えてもいいでしょう。キャノン自身、戦争で大勢の苦しむ人々を目の当たりにし、そういう考えに至ったようです。

身体の働きをバランスよく保っている交感神経と副交感神経。これに内臓求心性線維と腸管神経系を加えた神経系を自律神経系と呼んでいます。本書では自律神経に関する歴史的な研究を振り返りながら、その実態に迫っていきましょう。自律神経への理解を深めれば、キャノンのいうように、皆さんがそれぞれに抱えているからだの悩みからの解放へとつながるかもしれません。本書がそのお役に立てれば、嬉しい限りです。

私自身について少し紹介させていただくと、ふだんは大学で生理学を教えています。解剖学が人体の構造を扱うのに対し、生理学は人体の働きを扱う学問です。医師や医療従事者の卵さんたちは病気について学ぶ前に、まず解剖学と生理学を学びます。正常な体の仕組みを知らないと、病気は治せないからでしょう。

本書の内容は、私が長年勤めてきた東邦大学医学部の学生さんたちに向けて行ってきた自律神経系の講義録をもとに構成されています。第1章〜第6章は講義内容をそのまま膨らませていますが、第7章は生理学の立場から自律神経系と病気について記したものです。

それでは皆さんと一緒に、自律神経系の旅に出発しましょう。どうぞ最後までお楽しみください。

令和5年　梅の咲く頃　　　鈴木郁子

『自律神経の科学』もくじ

第2章

涙や唾液と自律神経　――瞳をみれば、自律神経の活動がわかる？　63

第3章　汗やホルモンと自律神経——皮膚への刺激で、自律神経の活動が変わる？　91

第4章　ストレスと自律神経　――闘うか逃げるか、私たちを守るメカニズム　121

第5章 喜怒哀楽と自律神経 ——怒りや恐怖で、心拍や体温が変わるわけ 143

第6章 内臓の情報を伝える自律神経 ——新たにみつかった「第三の自律神経」とは 165

第0章

神経について、基本をおさえる

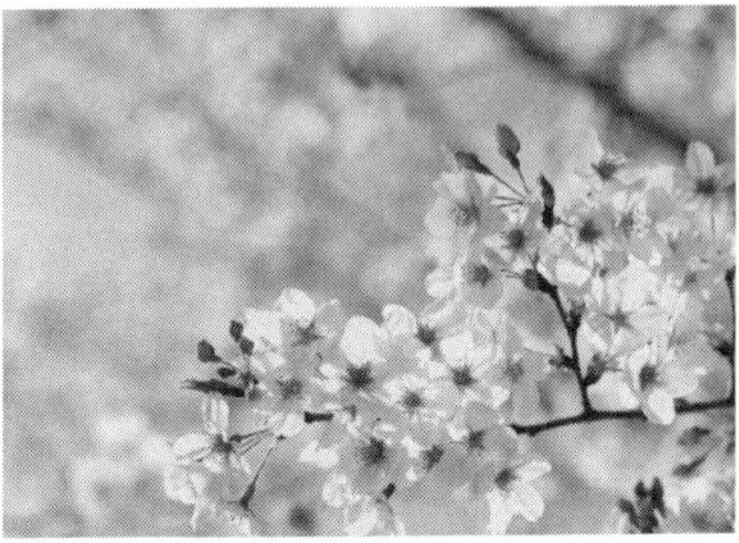

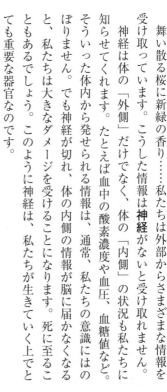

舞い散る桜に新緑の香り……私たちは外部からさまざまな情報を受け取っています。こうした情報は**神経**がないと受け取れません。

神経は体の「外側」だけでなく、体の「内側」の状況も私たちに知らせてくれます。たとえば血中の酸素濃度や血圧、血糖値など。そういった体内から発せられる情報は、通常、私たちの意識にはのぼりません。でも神経が切れ、体の内側の情報が脳に届かなくなると、私たちは大きなダメージを受けることになります。死に至ることもあるでしょう。このように神経は、私たちが生きていく上でとても重要な器官なのです。

体の内側の情報を脳に届けたり、内臓の働きを調節してくれたりしているのが**自律神経**です。

自律神経の話に入る前に、基本的な神経の仕組みについて紹介しましょう。

神経をみたことがありますか？

皆さんは、神経をご覧になったことがあるでしょうか。ないと思っている方が多いかもしれません。でも意外と身近なところでみることができます。たとえばスーパーでキンメダイなど少し大きめの新鮮なお魚を買って二枚におろすと、背骨の中にある脊髄から出ている白い紐のようなものがみえます。それが神経です。太い神経はこのように紐のようにみえます。細い神経は蜘蛛《くも》の糸のようなイメージでしょうか。紐や糸と異なるのは、神経がとても柔らかく、触れるとすぐダメになってしまうところ。1mに達するような長い神経もありますが、1㎜より短いものが多いでしょう。

神経は私たち人間を含む動物にはありますが、植物にはありません。ですから植物は陽射しに向かって蕾を開くことはできても、私たちのように歩くことは叶いません。

神経の存在については古代ギリシャの時代から知られていました。すでにその頃から、神経の役割は情報を運ぶことと思われていたようです。しかしその時代、神経の中身は「空洞」と思われていました。

空洞でないことがわかったのは18世紀にかけて。オランダのアントニ・ファン・レーウェンフック（1632-1723年）という人が顕微鏡を改良し、神経がたくさんの「神経線維の束」であることを見出したのです[0-1]。

太い神経線維ほど速く情報を伝える

神経1本に含まれる**神経線維**は数本から何千本といろいろです。

神経線維の太さもいろいろあり、太いものだと直径は1㎜の100分の1、細いものでは

1000分の1くらい。だから神経線維1本を肉眼で捉えるのはかなり厳しいですね。

通常、私たちが顕微鏡などで捉えている神経は、複数の神経線維が整然と並んで走る集合体といえるでしょう。つまり、一般に「神経」という場合、それは何本かの神経線維が合わさった束を指しているのです。

太い神経線維には**ミエリン**とよばれる鞘《さや》のような**髄鞘**《ずいしょう》が巻きついており、このような線維を**有髄線維**とよんでいます。髄鞘のない神経線維は**無髄線維**とよばれます。

鞘の役割は何なのでしょう?

ミエリンは脂質とタンパク質からできています。とりわけ脂質に富み、そのため電気的絶縁性が高いのです。電気を通さないということですね。

鞘は神経線維を連続的に覆っているわけではありません。ところどころに「ランビエの絞輪《こうりん》」とよばれる「切れ目」があります(図0-2上参照)。神経線維というのは電気の信号によって情報を運ぶのですが、電気の信号はこの切れ目を飛ぶように伝わっていきます。このため、鞘をもつ有髄線維は、無髄線維に比べて電気信号を伝える速さ(**伝導速度**)が速いのです。

有髄線維の電気の流れ方を動物の走りにたとえるなら、跳んで走っていくウサギのイメージ。対する無髄線維のほうは、一歩一歩進むカメのイメージかもしれません。

図0-1をご覧ください。有髄線維には太い順からAα、Aβ、Aγ、Aδ、Bという名がつ

線維	機能の例	神経の太さ（平均直径）	平均伝導速度
Aα	筋肉の受容器からの求心性線維 運動神経の軸索	15μm	100m/秒 （70〜120m/秒）
Aβ	皮膚の触・圧受容器からの求心性線維	8μm	50m/秒 （30〜70m/秒）
Aγ	筋肉の受容器への運動神経	5μm	20m/秒 （15〜30m/秒）
Aδ	皮膚の温度および侵害受容器からの求心性線維	<3μm	15m/秒 （12〜30m/秒）
B	交感神経節前線維	3μm	7m/秒 （3〜15m/秒）
C	皮膚の侵害受容器からの求心性線維 交感神経節後線維	1μm 無髄	1m/秒 （0.5〜2m/秒）

図0-1　神経線維の種類と情報の伝導速度
神経の太さによって種類が分けられる。太いほど電気信号が速く伝わる
*Robert F. Schmidt著、佐藤昭夫監訳『コンパクト生理学』（医学書院）をもとに作成

いています。無髄線維はもっとも細く、C線維とよばれています。

たとえばAαという神経線維の直径は15㎛（1㎛〈マイクロメートル〉は1㎜の1000分の1）ほど。この線維は1秒に100mくらいの速さで情報（電気信号）を運びます。これはレーシングカー並みの速さで、かなり速いスピードといえるでしょう。

一方のC線維の直径は1㎛ほど。こちらは1秒に1mくらいの速さで情報を運びます。これは人がゆっくり歩くくらいの速さです。つまり細いC線維は太いAα線維に比べて、情報を運ぶのがかなり遅いのです。

この本の主役である**自律神経**はBとCのタイプです。かたや、皆さんが手や足を動かすときに使う**運動神経**は一番太いAαのタイプです。

自律神経が運動神経に比べて情報を運ぶのが遅

いということがわかりますね。ちなみにお風呂で温まって気持ちいいと感じるときの感覚神経も一番遅いCタイプです。

神経細胞の役割分担

神経細胞は**ニューロン**ともよばれ、図0-2上のように、**細胞体**から出る小枝のような**樹状突起**と、1本の長い**軸索**を持っています。樹状突起は情報の受け手、細胞体は情報のまとめ役、軸索は情報の出し手といえます。

軸索は先ほどの神経線維に相当します。つまり1個の神経細胞には1本の神経線維があるわけで、神経線維の中を電気の信号が走っていくのです。ところが神経の末端まで電気が流れると、そこは行き止まりです。この行き止まり箇所を**神経終末**といいます。神経終末から次の神経細胞までには隙間があり、この隙間を**シナプス**（**化学シナプス**）とよんでいます。隙間を電気の信号は飛び越えられません。

神経は、次の神経にどのようにして電気の信号を伝えるのでしょう？

電気の信号が神経終末まで届くと、神経終末内の小さな袋（**シナプス小胞**）から「物質」が放たれます（図0-2下）。この物質はシナプスに出て、次の神経細胞または筋細胞などに働きかけます。すると次の細胞では再び電気信号が発生するのです。つまりシナプス間の情報の受け渡しは電気ではなく、物質を介して行われるわけです。

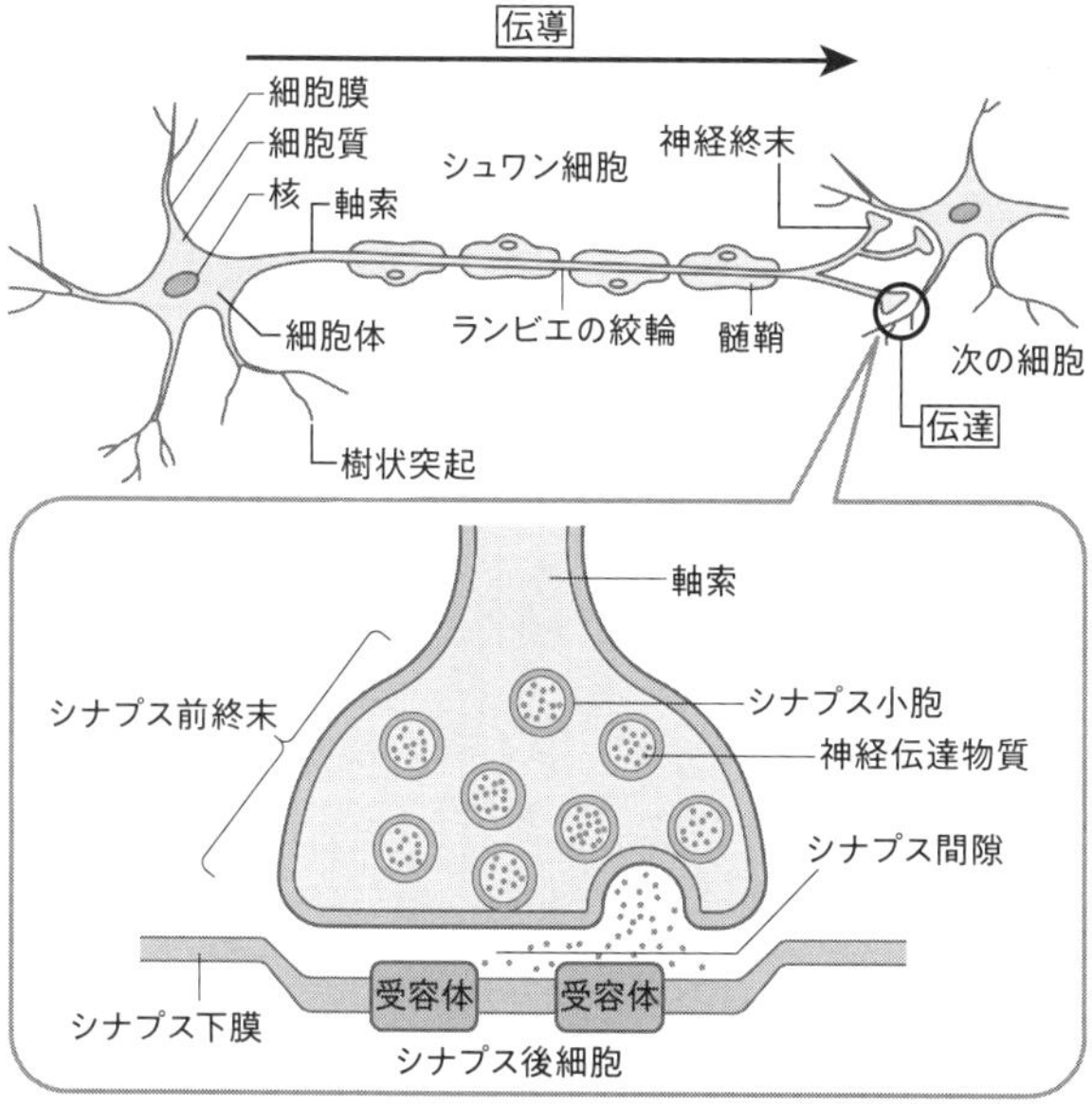

図0-2　神経細胞とシナプスの構造と、情報伝達の仕組み
神経細胞の樹状突起の中を電気信号が走り（伝導）、シナプスでは神経伝達物質を介して、次の神経細胞へと情報が伝えられる（伝達）

情報というのは、１本の神経で伝えられることもあれば、数本の神経を経由して伝えられることもあります。いずれの場合においても、神経を介して情報が伝えられる際には、電気の信号と物質の両方が必要です。生理学では軸索の中を電気信号が走ることを**伝導**、シナプスで物質を介して次の神経細胞に情報を伝えることを**伝達**とよんでいます。

電気の信号と物質を介する情報のやりとりは、リレーにたとえることができます。伝導に相当するのが一人の走者の走りなら、伝達に相当するのは次の走者へのバトンタッチ。バトンにあたるのが物質、正確にいうと**神経伝達物質**です。

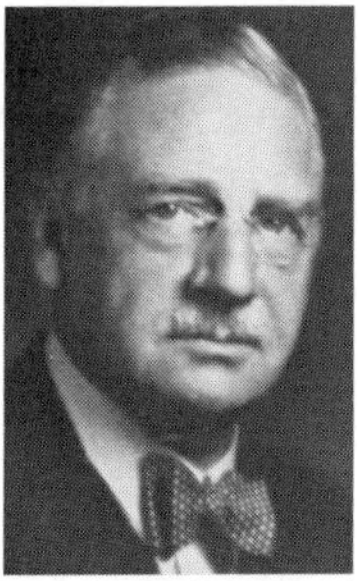
オットー・レヴィ
〔1873−1961年〕
*Ernst & Hilscher

神経伝達物質の発見

神経伝達物質が初めてみつかったのは1921年。そのような物質があることを、オーストリアのオットー・レヴィ（写真）はカエルの心臓につながっている**迷走神経**という神経で証明しています。神経の種類や分類については次の第1章でお話ししますが、迷走神経は自律神経のひとつです。ですから最初の神経伝達物質は自律神経でみつけられたことになるのです。

レヴィの実験をみてみましょう。カエルの心臓の迷走神経を電気で刺激すると心拍が抑えられます（図0−3A）。Aの心臓を浸した液体を、別の心臓Bに流入させると、Bの心拍も抑えられます（図0−3B）。

心臓Bでは迷走神経を電気刺激していないのに、なぜ心拍が抑えられたのでしょう？

Aの心臓の迷走神経を電気で刺激した際に、神経から何らかの「物質」が溶液中に放出されたからです。その「物質」によってBの心臓も影響を受けたわけです。とても単純な実験系ですが、神経の情報伝達が物質を介して行われることを実証した画期的な研究となりました。それま

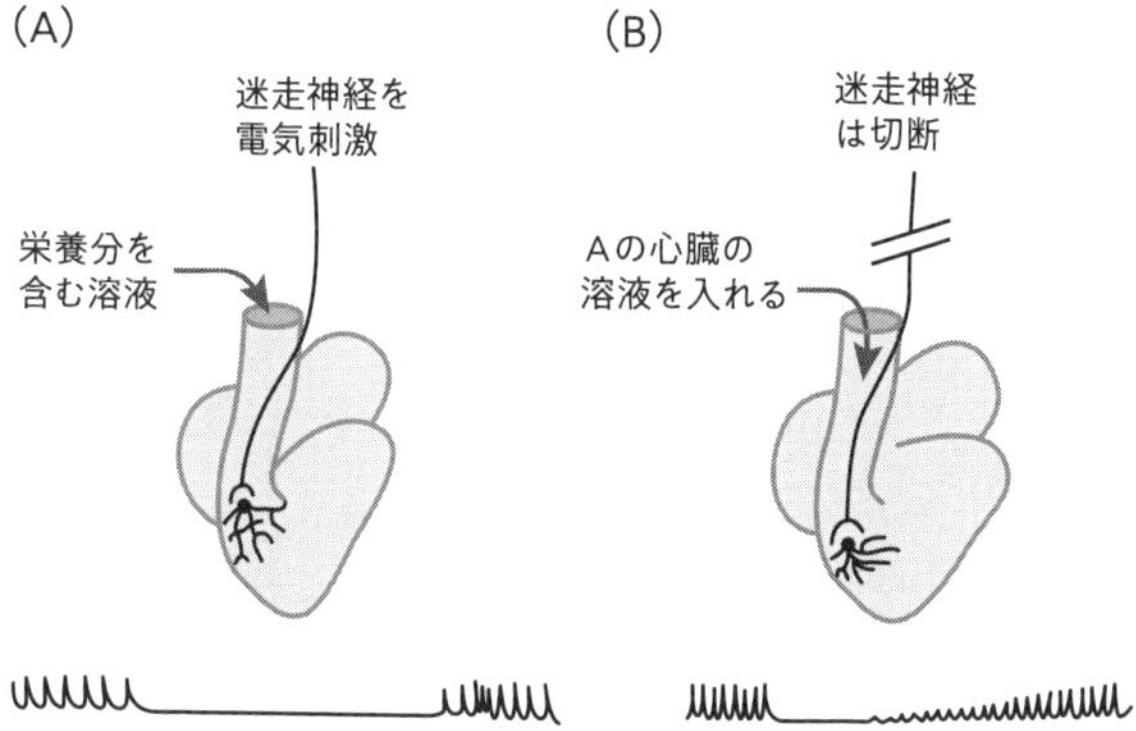

図0-3　神経伝達物質がみつかったレヴィの実験
カエルの心臓の迷走神経を電気刺激すると心拍が抑えられる(A)。Aの心臓を浸していた液体を、迷走神経を切断した別の心臓に入れると、心拍が抑えられた(B)　*Comroe JH著、諏訪邦夫訳『心臓をめぐる発見の物語』(中外医学社／1987年)をもとに作成

でにも神経伝達物質は想定されていたのですが、証明が難しかったのです。

レヴィがみつけた物質は、その後、**アセチルコリン**という化学物質であることが判明します。アセチルコリンは心臓でその働きを弱め、心拍を下げます。これだけなら、さほど重要な物質ではないと思われるかもしれません。しかし脳では血流を増やしたり、脳を活性化する働きがあり、アセチルコリンが足りないと認知症が進んだりします。運動機能にとっても最も重要な神経伝達物質なのです。

レヴィが神経伝達物質をみつけたとき、多くの人は伝達物質の存在を否定しました。人々は、情報というのはあくまでも「電気」によって伝えられるという従来の考えにこだわったのです。そこでレヴィは何度もこの実験を公の場で披露しています[0-2]。そのときの観

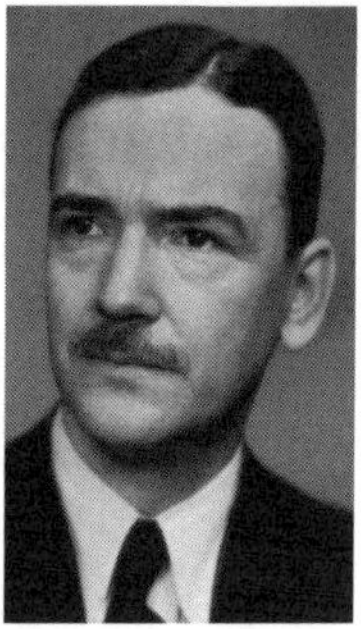
ウルフ・フォン・オイラー
〔1905－1983年〕

衆の一人に、20代の青年がいました。スウェーデンのウルフ・フォン・オイラー（写真）という医学生です。それからおよそ20年の歳月を経て、フォン・オイラーは**ノルアドレナリン**という2番目の神経伝達物質を発見することになります。１９４６年のことです。

ノルアドレナリンは、**交感神経**という神経でみつけられました。交感神経も自律神経です。ですから最初に発見された２つの神経伝達物質は、共に自律神経で見出されたわけです。

日本人研究者の功績

じつはノルアドレナリンの発見には日本人の研究者も関わっています。高峰譲吉《たかみねじょうきち》（１８５４－１９２２年）と上中啓三《うえなかけいぞう》（１８７６－１９６０年）という人たちです。ノルアドレナリンの発見に先立つこと半世紀ほど前の１９０１年、彼らはウシの副腎から**アドレナリン**という物質を抽出し、結晶化しています。アドレナリンは現在の副腎髄質ホルモンのことですが、発見当時はホルモンという言葉さえありませんでした。

アドレナリンは構造的にも機能的にもノルアドレナリンと非常によく似ています。フォン・オイラーがノルアドレナリンを発見する前までは、交感神経の伝達物質はアドレナリンと予測されていたのです。

ノルアドレナリンは**モノアミン**といわれる低分子の構造体で、この仲間に属する神経伝達物質は他にもあるのですが、アセチルコリンともモノアミンとも異なる３種類目と４種類目の神経伝達物質があることを実証したのは、東京医科歯科大学名誉教授の大塚正徳《おおつかまさのり》氏です[0-3]。

まず３種類目の神経伝達物質について説明すると、これは**ＧＡＢＡ（γ-アミノ酪酸）**とよばれるアミノ酸の仲間で、１９６６年に神経伝達物質であることが承認されました。大塚はＧＡＢＡをロブスターの神経節から抽出しています。当時、彼が留学していたボストンでロブスターが大量に獲れ、ロブスターにＧＡＢＡが多く含まれていたからです。ＧＡＢＡは脳や脊髄の抑制性の神経伝達物質として知られています。最近では眠りを誘う物質としても話題にのぼりますね。

大塚は日本に帰国後、**サブスタンスＰ**というペプチドが神経伝達物質として働くことも認めました。サブスタンスＰはアミノ酸が11個もつながった構造物。つまり**高分子化合物**に相当します。それまで発見されていたアセチルコリン、ノルアドレナリン、ＧＡＢＡなどはいずれも低分子の化合物でしたので、サブスタンスＰの発見により、高分子化合物も神経伝達物質として機能しうることがわかったわけです。

現在、確認されている神経伝達物質は50とも１００ともいわれています。そのほとんどがサブスタンスＰと同じ仲間のペプチドあるいはポリペプチドです。

ガス状の神経伝達物質もある

神経伝達物質にはもう一つおもしろいグループのものがあります。ガス状の物質です。神経伝達物質といえば、ふつうは液性の物質を思い浮かべるでしょう。ところが1987年に明らかにされたのは、**一酸化窒素（NO）**という気体でした。NOは神経伝達物質として働くとともに、心臓の血流を増やしたり、免疫などにも関わっています。狭心症の治療で使われるニトログリセリンはNOと類似の構造体です。

本章のポイント

- 神経は情報を運ぶ器官である。
- 神経線維内の情報は、電気の信号で伝えられる。
- 神経線維は太さによって分けられ、太いほど電気の信号を伝えるスピードが速い。
- シナプス間の情報伝達は、神経伝達物質を介して行われる。
- 神経伝達物質には、アセチルコリン、モノアミン、アミノ酸、ペプチド、ガスなどの種類がある。

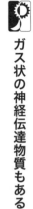

第1章

自律神経とはなにか

単細胞生物のゾウリムシやミドリムシは、生きていくためのすべての働きを1個の細胞で担っています。一方、私たちの身体は何十兆個にもなる細胞から構成され、それらの細胞が協調的に働くことによって、1個の個体としての生命現象を営んでいます。身体全体が合目的に働けるように情報連絡をしているのが、**神経系**です。

神経系は神経細胞とそれを支持する細胞からなりたち、もっとも多くの神経細胞が存在しているのが脳です。脳には1000億、脊髄には1億ぐらいの神経細胞があるといわれています。本章では神経系のひとつである自律神経系に注目し、その特徴をみていきましょう。

体の外側と内側に働きかける神経

神経系は解剖学的には**中枢神経系**と**末梢神経系**に分類され、中枢神経系は**脳**と**脊髄**を、末梢神経系は脳と脊髄から出ている個々の神経をさします。脳から出ているのが**脳神経**、脊髄から出ているのが**脊髄神経**です（図1-1／分類1）。

末梢神経系は、脳神経と脊髄神経に分ける以外に、もうひとつ分け方があります。

それは、体の「外側」または体の「内側」に向かって働きかける神経に分ける方法です。体の「外側」に向かって働きかける神経とは「外部の環境」に関わる神経、体の「内側」に向かって働きかける神経とは「内部の環境」に関わる神経、そう言い換えてもいいでしょう。

20世紀前半、こうやって末梢神経系を分類したのはウォルター・キャノン（写真）というアメ

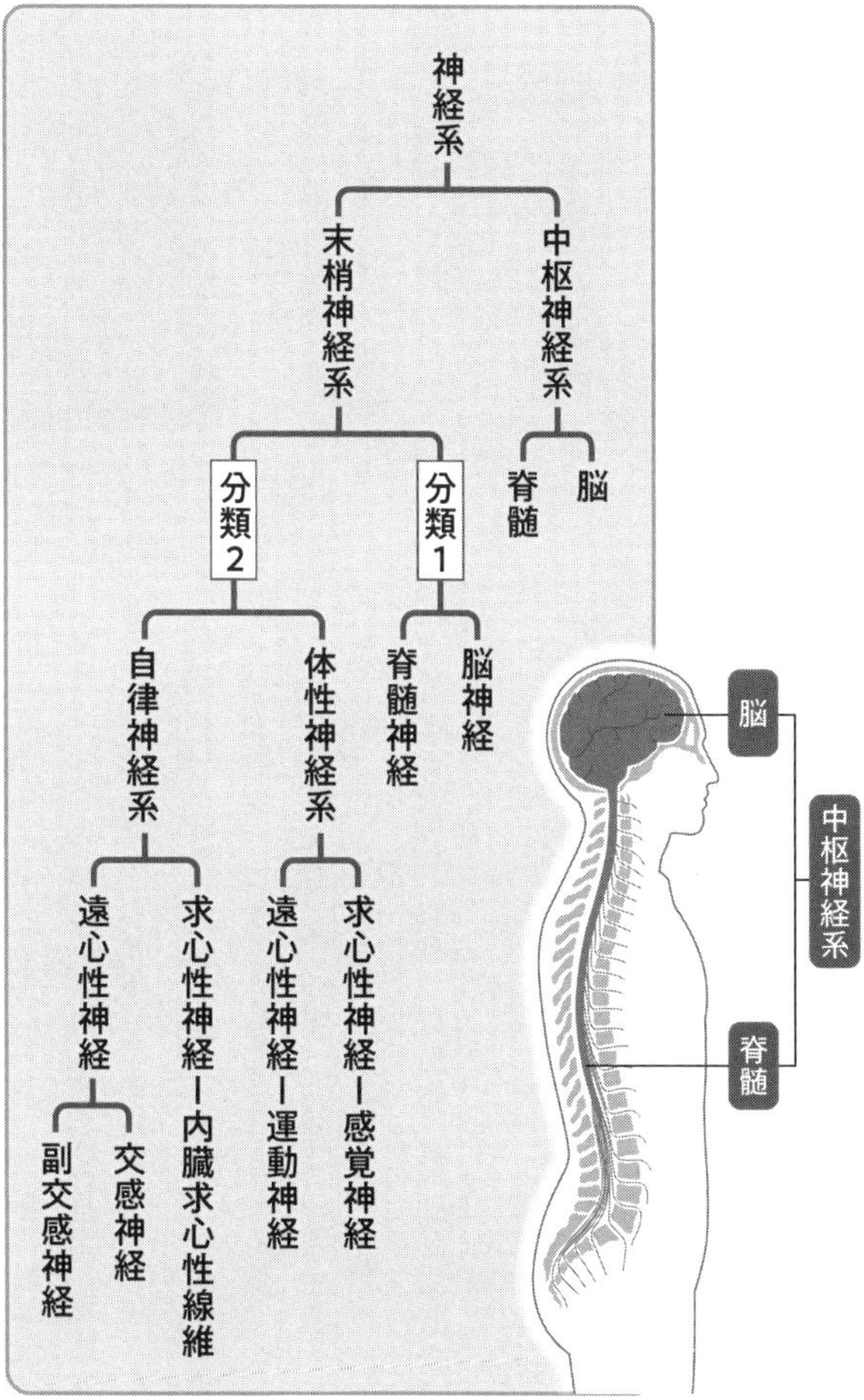

図1-1　神経の分類
自律神経系は、末梢神経系に含まれ、求心性神経・遠心性神経に分けられる

リカの生理学者です1-1。

外部環境に関わる神経とは、運動神経と感覚神経のこと。２つを合わせたのが「**体性神経系**」です。内部の環境に関わるほうの神経が、この本のテーマである「**自律神経系**」です（図１-１／分類２）。自律神経は脳もしくは脊髄から出て、血管など全身の内臓につながっています。内臓の働きを司るのが自律神経ということですね。すべての自律神経をまとめて自律神経系といいます。

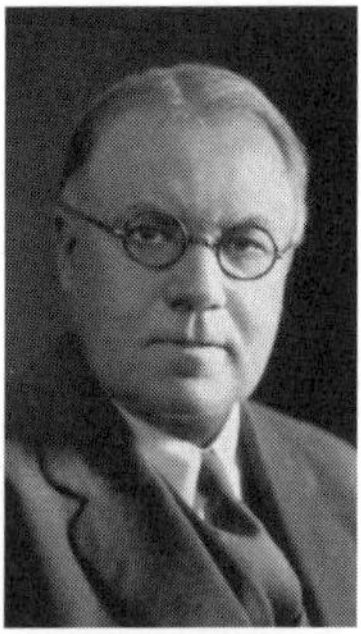
ウォルター・キャノン
〔1871－1945年〕
*Bachrach

キャノンは、自律神経の役割が「内部環境の恒常性の維持」にあると説明しました。内部環境の恒常性の維持とはどういうことでしょう?

細胞を守る仕組み

見ればただ　何の苦もなき水鳥の　足に暇なき　我が思いかな

かつて、科学よりも文学が発達していた時代の日本で詠われた歌です。水戸黄門で知られる徳《とく》川光圀《がわみつくに》（１６２８-１７００年）が詠んだとも言われています。この水鳥の様子は、生物が環境の変化に対応して安定を保っている状態を描いています。

生きるために水鳥が水中で足をもがいている様を、私たちは外からは見ることはできません。その点で、私たちの体の中で絶えず働いている自律神経も同様です。その活動は心臓の鼓動のように生きている限り途切れることなく、各臓器が順調に働くように調整してくれているのです。

「内部環境」あるいは「内部環境の恒常性の維持」という考え方を19世紀に提唱したのはフランスのクロード・ベルナール（写真）です。内部環境の説明をする前に、ベルナールについて少しご紹介しましょう。

ベルナールは、生理学の分野でもっとも偉大な研究者と言われています。恒常性の維持という生理学の基本概念を築いたためでしょう。そうした概念を築けたのは、彼が実験結果、つまり事実を何よりも大切にしていたからです。

「事実はもっとも美しい学説よりもなお美しい」

彼の残した言葉です。

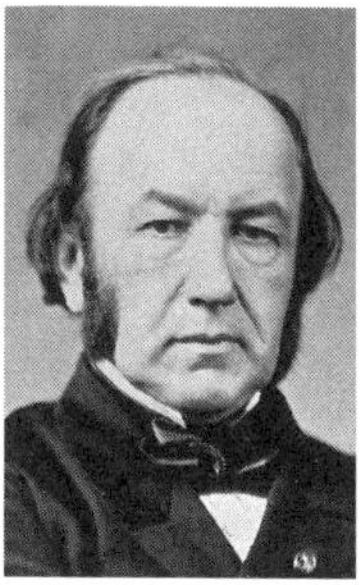

クロード・ベルナール
〔1813−1878年〕
*Fielding Hudson Garrison

ベルナールは青年の頃に文学や芸術に傾倒しました。劇作家を志し、自分で書いた脚本を専門家に見せたりもしています。ところが専門家から受けたアドバイスは、医学を学んだらよいというものでした。ていよく弟子入りを断られてしまったのです。

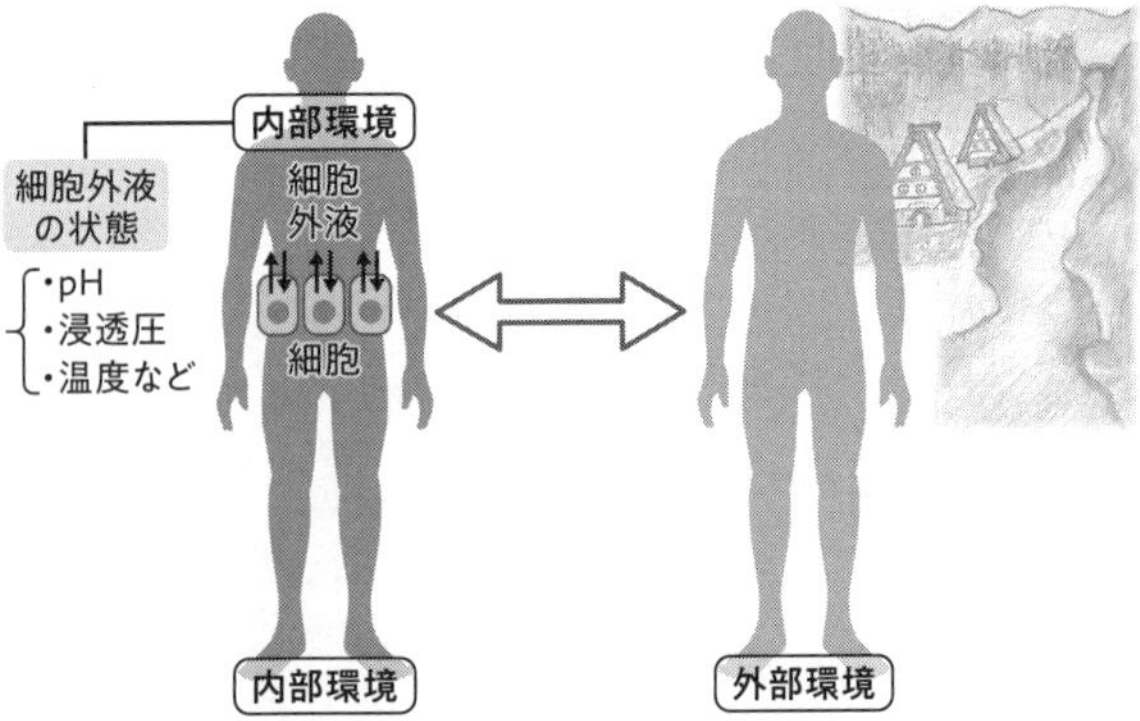

図1-2　内部環境と外部環境
私たちの体を構成する細胞の隙間を埋めている細胞外液を「内部環境」、人体を囲む環境を「外部環境」という。細胞外液には、血液やリンパ液などが含まれる

21歳で医学部に入学したものの、卒業時の成績は下から数えたほうが早かったといいますから、決して成績優秀だったわけではありませんね。それでも生涯を研究に捧げました。それまで得られた実験結果に基づいて「内部環境の恒常性の維持こそ、生命維持の基本である」という概念を打ち立てたのは亡くなる2年前のこと。晩年は孤独のうちに亡くなったといわれています[1-2、3]。

本題に入りましょう。**内部環境**というのは、細胞を囲む環境という意味です（図1-2）。内部環境に対して、人体を囲む環境を**外部環境**とよぶことができましょう。

私たちの体はたくさんの細胞で構成されており、その数は37兆個にもなると試算されています[1-4]。細胞と細胞の隙間を埋めているのは**細胞外液**。つまり「細胞外液＝内部環境」です。

細胞外液には血液やリンパ液なども含まれ、そのなかには栄養分や酸素、ミネラル、老廃物や二酸化炭素など多くの物質が溶けています。海水ほど濃くはありませんが、海水によく似た成分。遠い昔、生命が海で誕生したなごりなのでしょう。細胞外液は細胞が活動するための材料のすべてを供給し、いらなくなったものを逐一回収しています。ですから細胞外液がなければ、細胞はすぐに死滅してしまいます。赤ちゃんが生きるための親のようなものでしょうか。

「内部環境の恒常性の維持」というのは、生きていく上で内部環境が「一定」に保たれなければならないことを意味します。たとえば体内の水分は体重のおよそ6割を占め、そのうちの3分の1を占めているのが細胞外液で（残り3分の2は細胞内液）、そこに溶けている糖分や塩分、カルシウム等の割合はほぼ一定です。

体内環境にはリズムがある

ベルナールの「内部環境の恒常性の維持」という概念を、**ホメオスタシス**と言い換えたのが先のキャノンです。キャノンはなぜホメオスタシスという言葉を使ったのでしょうか？

ホメオスタシスには「内部環境の恒常性の維持」よりもやや緩やかなニュアンス、そしてより正確な意味合いがあります。ギリシャ語の「ホメオ」には「似たような」、「スタシス」には「安定な状態」などの意味があります。キャノンはこの2つの言葉を組み合わせることによって、体内の環境が厳密に一定というよりは、「ある範囲」に「ゆらぎ」をもって保たれている――そう言いたかったようです。[1-3]「ゆらぎ」という言葉は、リズムと置き換えるとわかりやすいかもしれません。

ホメオスタシスの例をいくつか挙げましょう。図1-3をご覧ください。上からみていきましょう。

血圧や心拍には、日中は高く、夜間は低くなるというリズムがあります。このように血圧や心拍は、一日を通して「ある範囲内」を変動しているのです。高血圧か低血圧かを見極める上では、ピンポイントの値だけではなく、一日の血圧の変動をみるのが望ましいですね。緊張すると高くなるなど、血圧には精神状態も影響します。

次に体温をみましょう。体温にも日中は高く、夜間は低くなるというリズムがあります。リズムを持ったうえで、体温は36~37℃付近を変動しているわけです。病気でもない限り、この範囲を大きく逸脱しないのは、暑いときに熱を逃がし、寒いときに熱をつくる仕組みが体内に備わっているからです。

ホルモンの分泌量にもリズムがあり、ある範囲内で変動しています。血糖値を上げる副腎皮質ホルモンは早朝に、カテコールアミンは日中に、睡眠ホルモンといわれるメラトニンは夜に多く分泌されていますね。

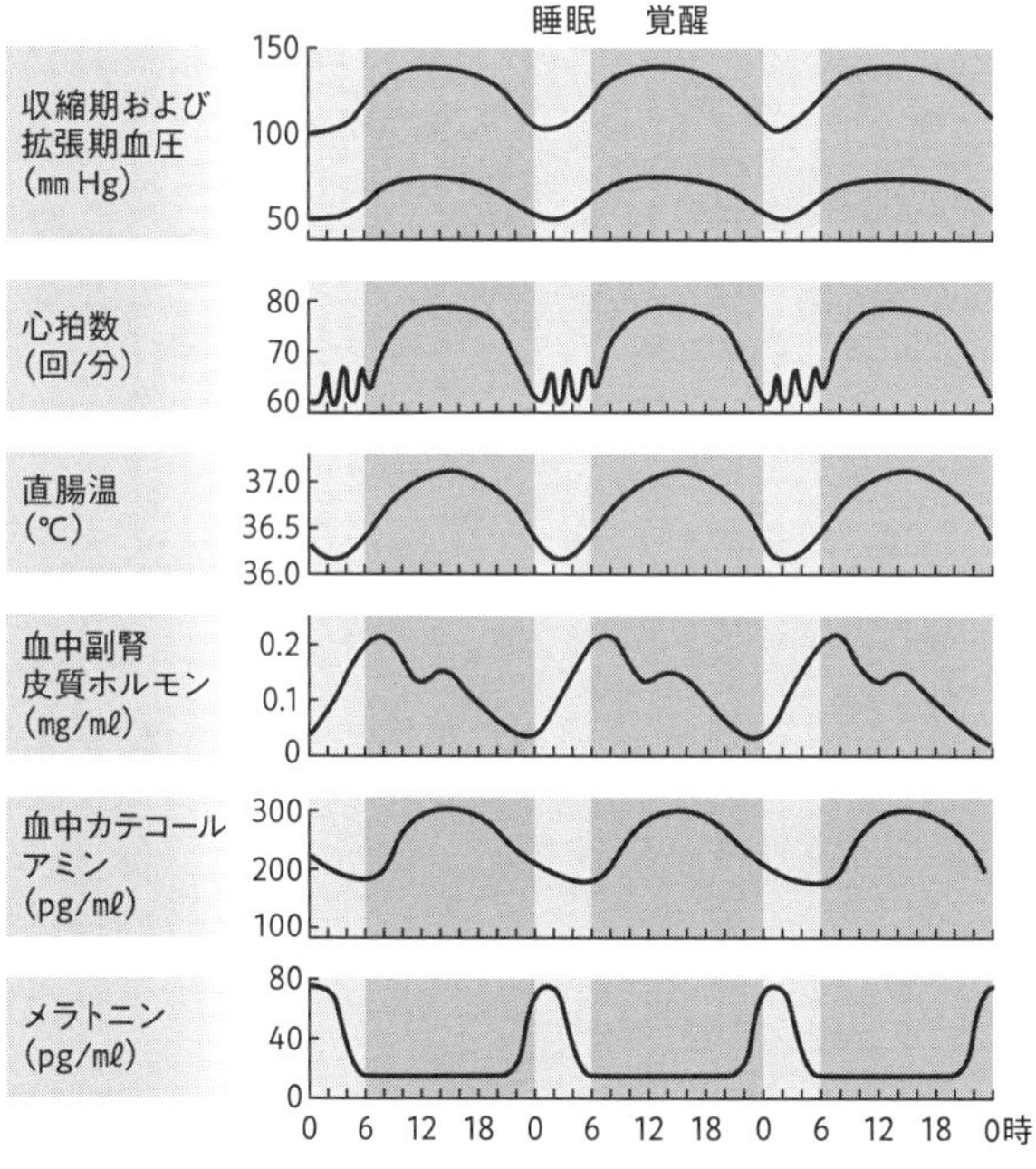

図1-3　一日の中で変動する内部環境

血圧や心拍、体温は日中に上がり夜間は低くなるというリズムがある。さまざまなホルモンも、一日の中で分泌量が一定のリズムで変動している

*巻末の参考文献Aをもとに作成(以降、記載のないものは同様)

このように内部環境のひとつひとつの要因はリズムを持ちつつも、ほぼ一定に保たれています。一定に保つ仕組みに関わっているのが自律神経です。

自律神経系の分類 ——体性神経系との比較　その1

ここからは、体性神経系（感覚神経・運動神経）との比較のもと、自律神経系の詳細に迫っていきましょう。まずは体性神経系についてお話しします。図1-1をもう一度ご覧ください。体性神経系が、求心性神経と遠心性神経から構成されているのがわかりますね。

求心性神経というのは、末梢（各器官）から中枢（脳や脊髄）へ情報を運んでいる神経。体性神経系の求心性神経は感覚神経です。空が青いとか、鳥の声が聞こえるとか、皮膚がかゆいとか、目や耳、皮膚などからの情報を、感覚神経は私たちに伝えてくれます。

遠心性神経というのは、中枢から末梢に情報を運ぶ神経。体性神経系の遠心性神経は手や足などにつながっている運動神経です。運動神経があってはじめて、私たちは外部への働きかけができるわけです。たとえば皆さんは今、この本を読んでいますね。これは視神経という感覚神経の働きによるものです。目玉を動かしたり、ページをめくったりする際には、運動神経を使っています。

さて、自律神経系のほうに目を移しましょう。図1-1にあるように、自律神経系にも体の末梢から中枢に情報を伝える求心性神経と、体の中枢から末梢に情報を伝える遠心性神経があります。

皆さんがよく耳にする**交感神経**と**副交感神経**は遠心性神経に相当します。一方、体性神経系の感覚神経に相当し、自律神経系の求心性神経にあたるのが**内臓求心性線維**といわれる神経。内臓求心性線維という名は初めて耳にされる方も多いでしょう。「お腹がすいた」「胃が痛い」など内臓の状況を私たちに知らせているのがこの神経です。

自律神経を最初に観察したのは、古代ギリシャの医学者ガレノスといわれています。当時は自律神経という言葉はなく、その後も内臓につながっている神経は**不随意神経系**あるいは**植物神経系**とよばれていました。不随意神経系についてはあとでお話ししますが、植物神経系という名がついたのは、内臓の働きが動物的な移動や捕捉よりも、植物的な栄養などに関連しているためといわれています。それに対して、体性神経系は**動物神経系**といわれていました。

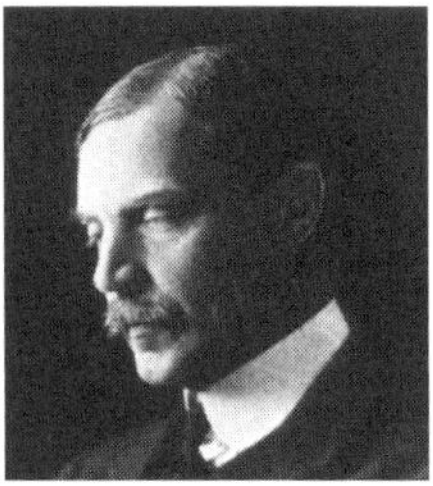
ジョン・ラングレー
〔1852−1925年〕
*Rubin, Ronald P.

自律神経系という名が考案されたのは１８９８年。命名者はイギリスのジョン・ニューポート・ラングレー（写真）です。ラングレーの時代には、自律神経系の求心性神経についてはわかっていませんでした。ですから彼は自律神経系を遠心性神経と限定し、その中に交感神経系と副交感神経系を含めました。

このラングレーの考え方は今も尊重され、自律神経といえば遠心性神経である交感神経と副交感神経の2つを指す場合もあります。本書では通常の生理学のテキストにあるように、遠心性神経に求心性神経と腸管神経系を含めたものを自律神経系としています。

自律神経系の求心性神経について、詳しいことが明らかにされたのは20世紀半ば以降のことです。現在はこちらの神経の研究が目覚ましい勢いで進んでいます。その詳細については腸管神経系とともに第6章でお話ししますが、それまでは遠心性神経である交感神経と副交感神経の働きを中心にみていきましょう。

遠心性神経はどこにつながっているか——体性神経系との比較 その2

体性神経系と自律神経系に求心性神経と遠心性神経があることがわかったところで、今度は遠心性神経がつながっている臓器の筋肉に注目しましょう。

体性神経系と自律神経系の遠心性神経は、それぞれ違う種類の筋肉につながっています。体性神経系の場合、運動神経がつながっているのは**骨格筋**という筋肉。手や足などにある筋肉ですね。骨格筋は縞模様があるので**横紋筋**《おうもんきん》ともいいます。

自律神経系の交感神経と副交感神経がつながっている筋肉は、**平滑筋**《へいかつきん》または**心筋**です。平滑筋は内臓の筋肉を指すのですが、内臓の筋肉というのは骨格筋と違ってほとんど模様がありません。そこで「平ら」で「滑らかな筋肉」と書いて平滑筋というのです。心臓も内臓なので、心臓の筋肉も平滑筋と言いたいところですが、この筋肉には模様があるので、平滑筋と区別し、心筋とよんでいます。

手や足などの骨格筋は自分の好きなように動かせますね。意識して動かせる筋肉を**随意筋**といいます。つまり「骨格筋＝随意筋」です。随意筋を支配している体性神経系の運動神経は、**随意神経系**ともよばれます。

骨格筋と違って、内臓を意識して動かすことはできません。たとえば心臓や胃袋を自分の都合のいいようには動かせませんね。このように意識して動かせない筋肉を**不随意筋**といいます。つまり「内臓の平滑筋＝不随意筋」、あるいは「心筋＝不随意筋」です。自律神経系が不随意神経系といわれるのはこのためですね。

ところで私たちはたしかに内臓を好き勝手に動かすことはできませんが、横になったり深呼吸をすれば、ある程度は心拍を抑えることはできるでしょう。逆に緊張したりすると、心拍が速まったりしますね。つまり、内臓の動きに意識が反映されないわけではないのです。それゆえにこそ、ラングレーは不随意神経系を「自律神経系」という言葉で言い換えたのでしょう。[1-5]

自律神経がウソ発見器になる？——「心」を映す反応

自律神経系は、不随意ゆえに、ウソ発見器のような役割も果たします。

『阿古屋《あこや》の琴責《ことぜめ》』という歌舞伎をご存じでしょうか。[1-6] 阿古屋という女性は、源平の合戦の時代の琴の名手でした。彼女は平景清《たいらのかげきよ》という平家の武将の恋人でもありました。その時代、源氏に敗れた景清は姿を隠し、景清の居場所を白状させようと、阿古屋は捕らえられます。源氏側の武者たちは阿古屋に詰め寄るのですが、彼女は景清の居場所を知りません。結局、彼女の言っていることが本当かどうかを見極めるために、裁判官は彼女に琴を弾かせるのです。

なにゆえ、裁判の席で琴を弾かねばならないのでしょう？

心にやましいことがあれば、息遣いなどに乱れが生じるもの。裁判官は真偽のほどを、琴の音で判断しようとしたのです。阿古屋の奏でる音色は美しいものでした。琴の音が美しいということは、彼女の心に邪心がないということ。彼女は無罪放免となりました。

自律神経が知られていなかった昔の日本で、このような粋な裁判があったのですね。江戸時代の書物には、脈をとってウソかどうかを調べたという記述も残っています。

遠心性神経から筋肉までの接続方法が違う——体性神経系との比較　その3

体性神経系と自律神経系の遠心性神経について、今度はその解剖学的な違いをみていきましょう。まずは神経の出ている場所を比べましょう。

遠心性神経ですから、どちらも中枢（脳と脊髄）から出ていることに変わりはありません。ただし体性神経系の運動神経が中枢からまんべんなく出ているのに対し、交感神経と副交感神経は、出ている中枢の場所が決まっています。交感神経のほうは脊髄の胸髄もしくは腰髄から、副交感神経のほうは脳（脳幹）あるいは脊髄の一番下に位置する仙髄というところから出ていますます（図1－4上）。

神経の接続方法にも違いがあります。運動神経は中枢から出ると、そのまま骨格筋に達します（図1－4下）。ところが交感神経と副交感神経というのは、中枢から出た神経が直接平滑筋や心筋につながっているわけではありません。必ず途中で別の神経に接続してから、筋肉にいっているのです。

乗り物でたとえると、目的地まで直通でいっているのが運動神経、どこかで1回乗り換えていくのが自律神経です。乗り換え地点を**自律神経節**といいます。交感神経も副交感神経も、中枢から出ているほうの神経を**節前線維**《せつぜん》、自律神経節から臓器に至るほうの神経を**節後線維**《せつご》とよんでいます。自律神経節を挟んで、節前線維と節後線維があるわけですね。交感神経の節前線維は短く、節後線維が長い、副交感神経の節前線維は非常に長く、節後線維が極端に短い、そういう特徴があります。

自律神経が自律神経節を介して内臓を支配しているのは、どういう意味があるのでしょうか？自律神経節には、第0章でお話ししたシナプスがあります。シナプスでは複数の神経が接続できるので、〝情報の修飾〟が可能になるのです。

たとえば1本の節前線維がシナプスで何本かの節後線維につながっている場合、ひとつの情報

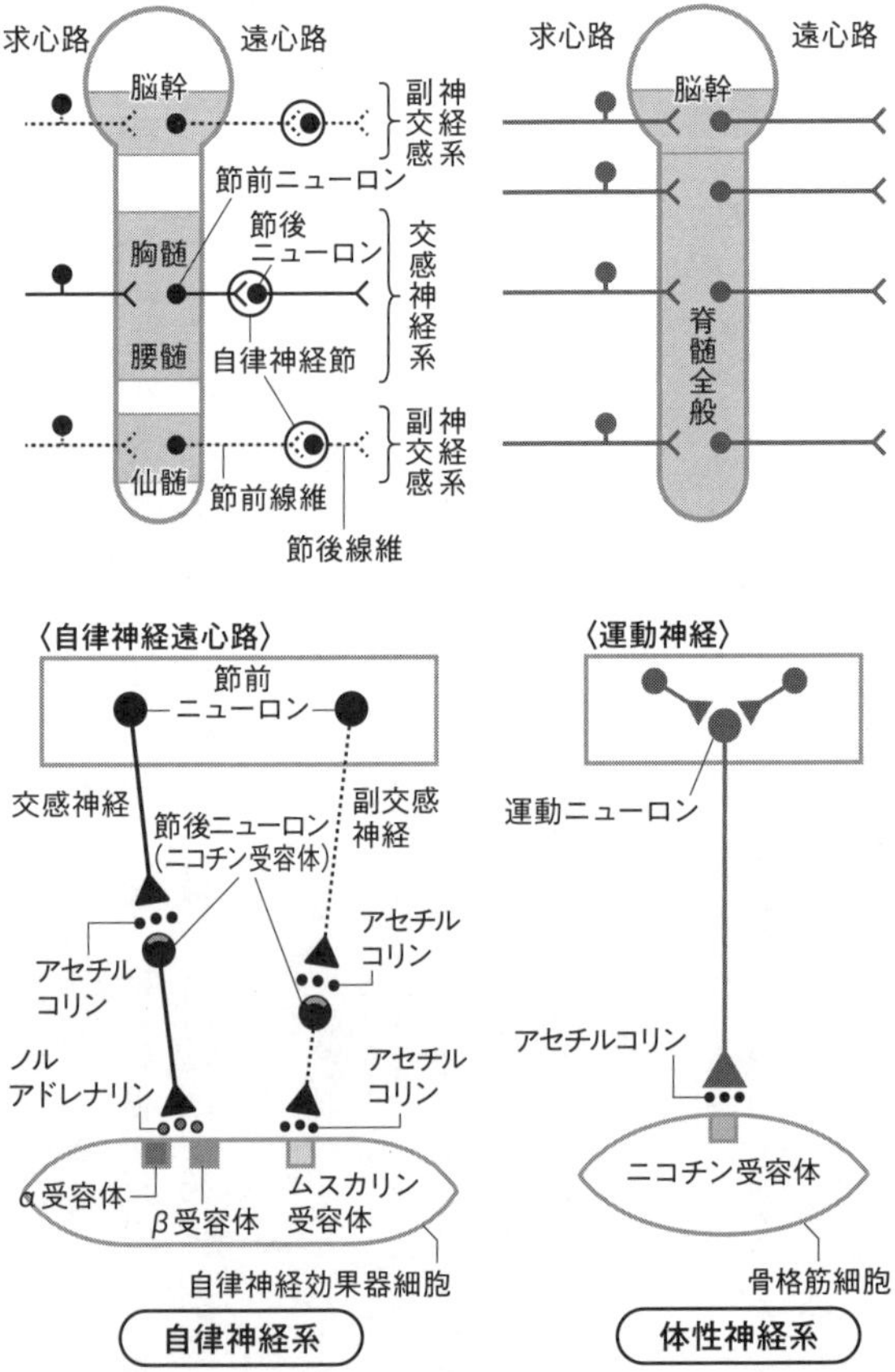

図1-4　自律神経系と体性神経系の違い

(上)体性神経系は脳と脊髄からまんべんなく出ているが、自律神経系は出る場所が決まっている。副交感神経系は脳幹もしくは仙髄から、交感神経系は胸髄もしくは腰髄から出る。(下)神経の接続方法にも違いがあり、体性神経系は1本の神経が中枢から直接骨格筋につながっているが、自律神経系は中枢から別の神経に接続して臓器につながる

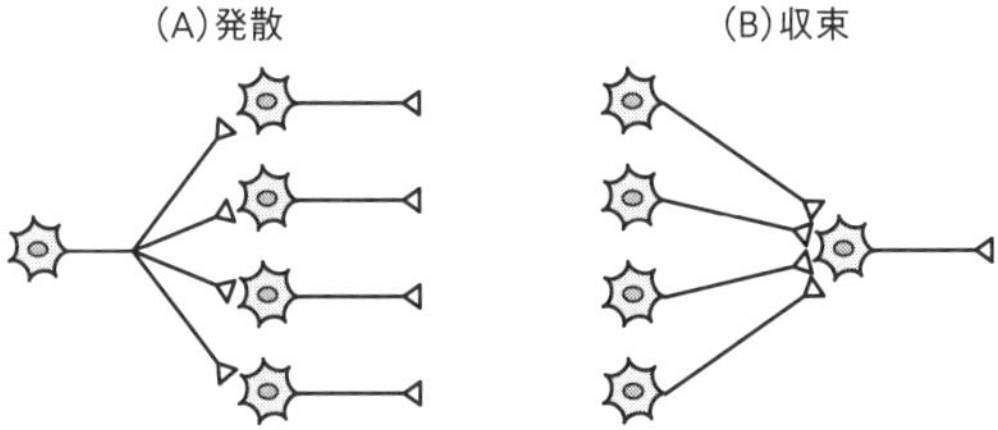

図1-5　神経接続の「発散」と「収束」
1本の節前線維が何本かの節後線維につながって情報を拡散する接続様式を「発散」(A)、複数の節前線維が1本の節後線維につながって情報を統合する接続様式を「収束」(B)という

を広範囲に拡散することができます。情報を拡散する接続様式を**発散**とよんでいます（図1－5A）。何本かの節前線維がシナプスで1本の節後線維につながっている接続様式は**収束**とよばれ、この場合には情報を統合することが可能です（図1－5B）。

交感神経の自律神経節は、脊髄のすぐ近くにある交感神経幹というところにあり（図1－8参照）、1本の節前線維はここで多数の節後線維に接続しています。交感神経の働きが全身の広範囲に及びやすいのは、こうした発散の接続様式が多いためです。交感神経と違って、副交感神経の節前線維は少数の節後線維に接続するのが一般的です。このため副交感神経の働きは、各臓器に特定的といえましょう。

さて、ここまでにさまざまな神経の名前や分類の仕方が出てきました。すべての名前をここで覚えておかなくても大丈夫です。ひっかかるところがあれば、先ほどの図1－1や図1－4に戻って見返しながら、読み進めてみてください。

神経伝達物質と受容体 ――体性神経系との比較　その4

次に、体性神経系と自律神経系における神経伝達物質と受容体の違いをみていきましょう。

先ほどお話ししましたように、体性神経系の運動神経は脳や脊髄から出て、そのまま骨格筋につながっています。運動神経の末端から出ているのはアセチルコリンです。第0章に登場しましたね。アセチルコリンが筋肉の細胞膜にある受容体に働きかけると、筋肉側で電気信号が発生し、筋肉が収縮する仕組みです。この働きによって、私たちは歩いたり、ボールを蹴ったり、ノートをとったりすることができるわけです。骨格筋の細胞膜にあるアセチルコリンの受容体を**ニコチン受容体**とよんでいます（図1－4下参照）。

自律神経系の節前線維からシナプスに向けて放出されている神経伝達物質も、アセチルコリンです。そのアセチルコリンが働きかける節後線維の受容体もやはりニコチン受容体です。

副交感神経の節後線維からもアセチルコリンが出ています。このアセチルコリンが働きかける臓器側の受容体はニコチン受容体ではなく、**ムスカリン受容体**とよばれています（図1－4下参照）。たとえば心臓にいっている副交感神経には心拍を弱める働きがありますが、その仕組みとしては、まず節前線維からシナプスに向かってアセチルコリンが出され、節後線維のニコチン受容体に作用します。ついで節後線維からアセチルコリンが放出され、それが心筋のムスカリン受容体に作用すると、最終的に心拍が弱められる流れです。

交感神経の節後線維から出ているのはノルアドレナリン。こちらも第0章で出てきましたね。ノルアドレナリンが作用する臓器側の受容体は、**α受容体**と**β受容体**の2種類があります（図1－4下参照）。どちらを持っているかは臓器ごとに異なり、受容体が異なれば、神経伝達物質が同じでも働きは違ってきます。

こんどは神経伝達物質や受容体の名前がいろいろ出てきて、少し複雑になってきたかもしれません。神経伝達物質と受容体について一言でまとめるならば、体性神経系よりも自律神経系のほうが複雑で、種類も多いということ。それは、内臓の機能が多彩に調節されうることを意味します。受容体の詳しい話に入る前に、次項では受容体の歴史を振り返りましょう。

自律神経の働きを促す植物

神経伝達物質がまだ発見されていなかった時代、そのような物質を想定し、さらにはその物質が働きかける受容体の概念を築き上げたのは、先のラングレーです。彼が自律神経系という用語を自著で発表したのは40代半ばの頃です。それまで彼はどのような研究をしていたのでしょう。無名だった学生時代の頃の実験を紹介しましょう。

「リンゲル液」というものを聞いたことのある方もおられるでしょう。イギリスのシドニー・リンゲル（1835－1910年）という人が生理食塩水を改良して作った液です。リンゲルは、ラングレーの師事した教授と親しく、あるとき教授に南米産の**ヤボランジ**という

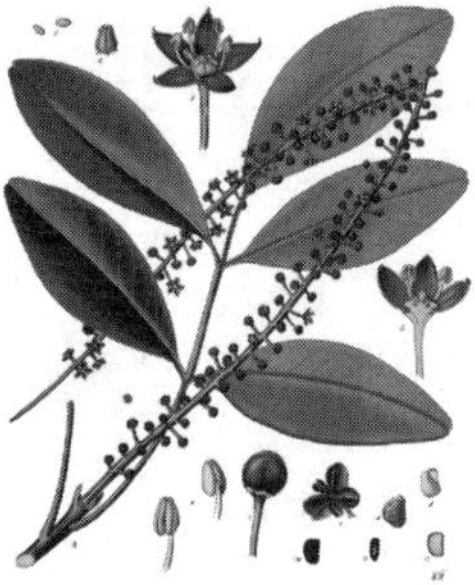

図1-6　ヤボランジ
ヤボランジの抽出物にはピロカルピンという成分が含まれ、副交感神経の働きを促す作用がある　*List of Koehler Images ／ Franz Eugen Köhler,

ミカン科の植物の抽出物を預けます（図1−6）。その抽出物の働きを調べるよう言われたのが、当時23歳のラングレーでした⬇1-7。

ラングレーはヤボランジの働きをカエルやイヌ、ネズミやウサギの心臓で調べていきます。ほどなくしてわかったのは、ヤボランジに心拍を抑える働きがあるということでした。不思議なことに、ヤボランジの効果は、アトロピンという物質を投与することで消えてしまいます。その事実は、アトロピンとヤボランジが心筋の「ある部位」で拮抗的に作用している、つまりアトロピンがその部位に結合することで、ヤボランジがその部位に結合できなくなる、ということを推理させました。

現在では、ヤボランジには**ピロカルピン**という成分が含まれており、ピロカルピンは副交感神経の働きを促す薬だということがわかっています。一方のアトロピンは、副交感神経の働きを止めたり抑えたりする薬です。ヤボランジもアトロピンも、アセチルコリンの同じ受容体に作用することで相反する効果をもたらすのですが、そういったことが不明だった1875年に行われた実験です。

その後ラングレーは、ヤボランジに唾液を増やす働きもあることを認め、その仕組みについて

15年間追究していくことになります。唾液の分泌に関しても、ヤボランジとアトロピンは相反する作用を示しました。

ラングレーが扱ったヤボランジやアトロピン、ニコチンなどは、いずれも諸外国の植物に由来する成分です。そうした植物の薬効をみる実験を通じてラングレーが辿り着くのは、神経系の情報の受け渡しが電気だけではなく、物質（化学物質）によっても行われるという考えでした。物質の受け取り手として想定されたのが**受容体**です（第0章・図0－2参照）。ラングレーのこの考え方は若い研究者らに影響を及ぼし、やがて神経伝達物質と受容体の発見につながっていくのです。[1-7、8]

心拍を下げる「ある物質」の謎

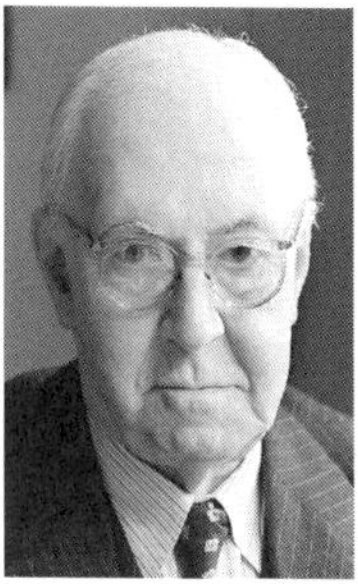

ヘンリー・デール
〔1875－1968年〕
＊Michieli

ラングレーの指導を受けた一人に、ヘンリー・デールという人がいます（写真）。医学生の頃、ラングレーの仕事を手伝ったことが、彼の研究人生のスタートとなりました。その後、29歳で製薬会社に勤めたデールは、そこで上司に「麦角《ばっかく》」の作用を調べてほしいと頼まれます。１９０４年のことです。[1-9、10]

麦角とはなんでしょう？　麦角とはライ麦や小麦など、ある種の穀物に棲みつく菌がつくる物質の総称です（図1

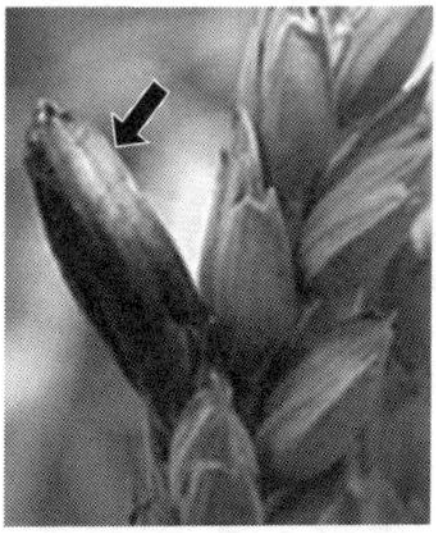

図1-7
麦角菌に感染した麦
矢印で示したのが、麦角菌の感染で黒く変色した部分
*Dominique Jacquin,

－7）。中世のヨーロッパではライ麦を食べすぎて中毒に苦しんだ人々がいましたが、これは麦角中毒によるものでした。[1-11、0-2] 毒もありますが、麦角には子宮を収縮する働きもあり、製薬会社としては分娩を促す薬につなげる狙いもあったのかもしれません。

　麦角などに興味を持てなかったデールですが、やがてその中にさまざまな生理作用を持つ物質が含まれていることを見出します。そうして麦角の魅力に取り憑かれ、次々と新たな物質を発見していくことになるのです。

　麦角にアセチルコリンが含まれていることがわかるのは、1913年のことでした。[1-8〜10] その経緯についてお話ししましょう。

　デールが麦角の抽出物をネコにうったところ、心拍が下がったのです。当時イギリスでは、ある種のキノコに含まれる**ムスカリン**という成分が心拍を下げることがわかっていたので、おそらく麦角にもキノコのこの成分が含まれているのだろう、そうデールは考えます。

　ところが調べてみると、麦角にはムスカリンは含まれていませんでした。代わりに含まれていたのがアセチルコリンだったのです。その物質はムスカリンに似ていますが、より不安定で、あっという間に分解されるという特徴を持っていました。デールは当時不明とされていた副交感神経の伝達物質としてアセチルコリンを考えるようになり、アセチルコリンの作用機序を調べていきます。[1-8〜10、12]

ムスカリンとアセチルコリンは、どちらも心拍を抑えるという効果を示しますが、ムスカリンでアセチルコリンの働きをすべて代用することはできませんでした。ムスカリンと同じように、アセチルコリンの働きを一部代用できたのがニコチン、つまりタバコに含まれる成分でした。そして、ニコチンとムスカリンの両方を合わせれば、アセチルコリンの代用となりえたのです。

どういうことでしょうか？

図1−4下にあるように、アセチルコリンの受容体は、自律神経の節後線維と臓器側の両方にあります。ムスカリンというのは、臓器側のアセチルコリン受容体にのみ作用します。このことから臓器側のアセチルコリン受容体は、**ムスカリン受容体**とよばれるようになりました。節後線維のアセチルコリン受容体に効くのは、ニコチンのほうです。節後線維のアセチルコリン受容体が、**ニコチン受容体**とよばれるようになったのはこのためです。ニコチンは、臓器側の受容体には効き目がありません。

デールの友人のオットー・レヴィが、副交感神経のひとつである迷走神経の末端から「ある物質」が出ていることを立証するのは、ちょうどデールがアセチルコリンについて検討していた1921年です（第0章参照）。その物質は、心拍を抑えることがわかっていて、心拍を抑えるのはアセチルコリンも同じです。レヴィのいう「ある物質」とは、アセチルコリンに違いない、デールはそう思うのですが、ことはスムーズには運びません。当時アセチルコリンは人工的に合成された化学物質として、体内には存在しないものと考えられていたのです[↓1-9, 10, 12]。体の中にないなら、神経伝達物質とはいえません。

アセチルコリンが動物の体内に存在することをデールらが突き止めたのは、1929年でした。これによりレヴィの発見した「ある物質」もアセチルコリンであることが認められ、神経伝達物質として最初の名乗りを上げるわけです。レヴィとデールは、神経伝達物質を発見した功績によって1936年にノーベル生理学・医学賞を授けられています。

二重支配と拮抗支配 ——自律神経を調整する仕組み

自律神経系の大きな特徴は、「二重支配」と「拮抗支配」にあります。

二重支配というのは、ひとつの臓器に交感神経と副交感神経の両方がつながっていることをいいます。たとえば心臓にしても胃にしても交感神経と副交感神経の両方がつながっており、双方の神経によって機能が調節されています（図1‐8）。

ちなみに手や足などの骨格筋には、運動神経という1種類しか接続していません。内臓には、なぜ交感神経と副交感神経という2種類の神経が必要なのでしょう？

交感神経と副交感神経は多くの場合、逆の働きを持っています。心臓に関していうなら、交感

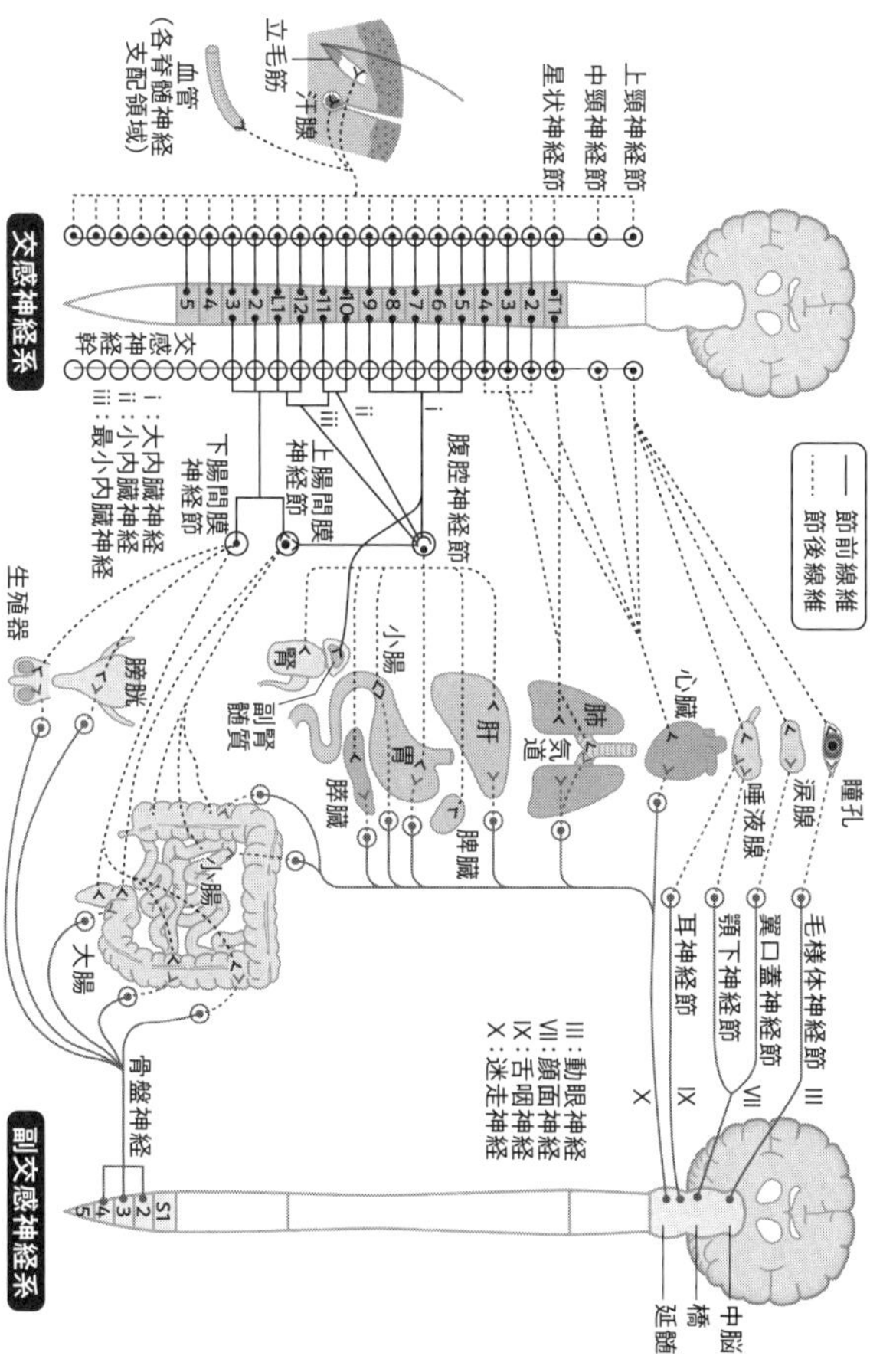

図1-8　交感神経系・副交感神経系と臓器のつながり

心臓や胃など多くの臓器は交感神経と副交感神経がつながっていて、これを「二重支配」という。多くの場合、交感神経と副交感神経はひとつの臓器に対して相反する作用を示すが、これを「拮抗支配」という。

神経は心臓の働きを促す方向へ、副交感神経は心臓の働きを弱める方向へ作用します。胃に関しては、交感神経は胃の働きを抑える方向へ、副交感神経は胃の働きを促す方向へ作用します。このように、交感神経と副交感神経がひとつの臓器に対して相反する作用を示すことを**拮抗支配**とよんでいます。

交感神経と副交感神経のどちらで機能が促されるのかは、器官によって異なります。それぞれの器官における自律神経の作用については後でお話ししますが、概して循環器系は交感神経によって機能が促され、消化器官系や泌尿器系は副交感神経によって機能が促されます。

「自律神経のバランス」とは？

心臓の働きを促しているのが交感神経、心臓の働きを抑えているのが副交感神経でしたね。つまり交感神経の活動が強まると心拍は速くなり、副交感神経の活動が強まると心拍は遅くなります。

では心拍が遅いとき、交感神経は働いていないのでしょうか？

交感神経の活動がゼロになるということはありません。同様に、心臓が活発に動いているからといって、副交感神経の活動が止まるわけでもありません。自律神経は生きている限り、昼夜を問わず、ずっと働き続けているのです。それぞれの神経の活動を強めたり弱めたりすることは可能ですが、完全に止めてしまうことはできません。

自律神経と異なり、体性神経系の運動神経や感覚神経は、その機能を必要としない場合に、その活動を自分の意思で止めることができます。たとえば音楽を聴きたくなければ、音を消すことで聴神経の活動を止められます。あるいはノートをとりたくなければ、歩きたくなければ、手や足の運動神経の活動を止めることもできます。

自律神経が休みなく活動していることを**緊張性支配**、あるいは**トーヌス**とよんでいます。トーヌスをもっているのが自律神経の特徴なのです。

ここで、トーヌスについてもう少し説明しておきましょう。図1－9Aのように交感神経の電気活動が増えると、心臓の機能は上がり、心拍などが増えます。逆に交感神経の電気活動が減ると、心臓の機能は下がり、心拍などが減ります。

心臓の機能は、副交感神経の電気活動の増減によっても調節できます。副交感神経の電気活動が増えれば心機能は下がりますし、副交感神経の電気活動が減れば心機能は上がります（図1－9B）。つまり心臓の機能は交感神経によっても副交感神経によっても、促したり抑えたりできるわけです。胃の機能についても同様のことが言えます。

片方の神経だけで心臓や胃の機能を調整できるなら、交感神経と副交感神経の両方は必要ないと思えるかもしれません。しかし私たちは、日常生活で立ち上がったり座ったりと常に動いており、体の状態はめざましく変化しています。そうした時々刻々と変わる体の変化に対応する上で

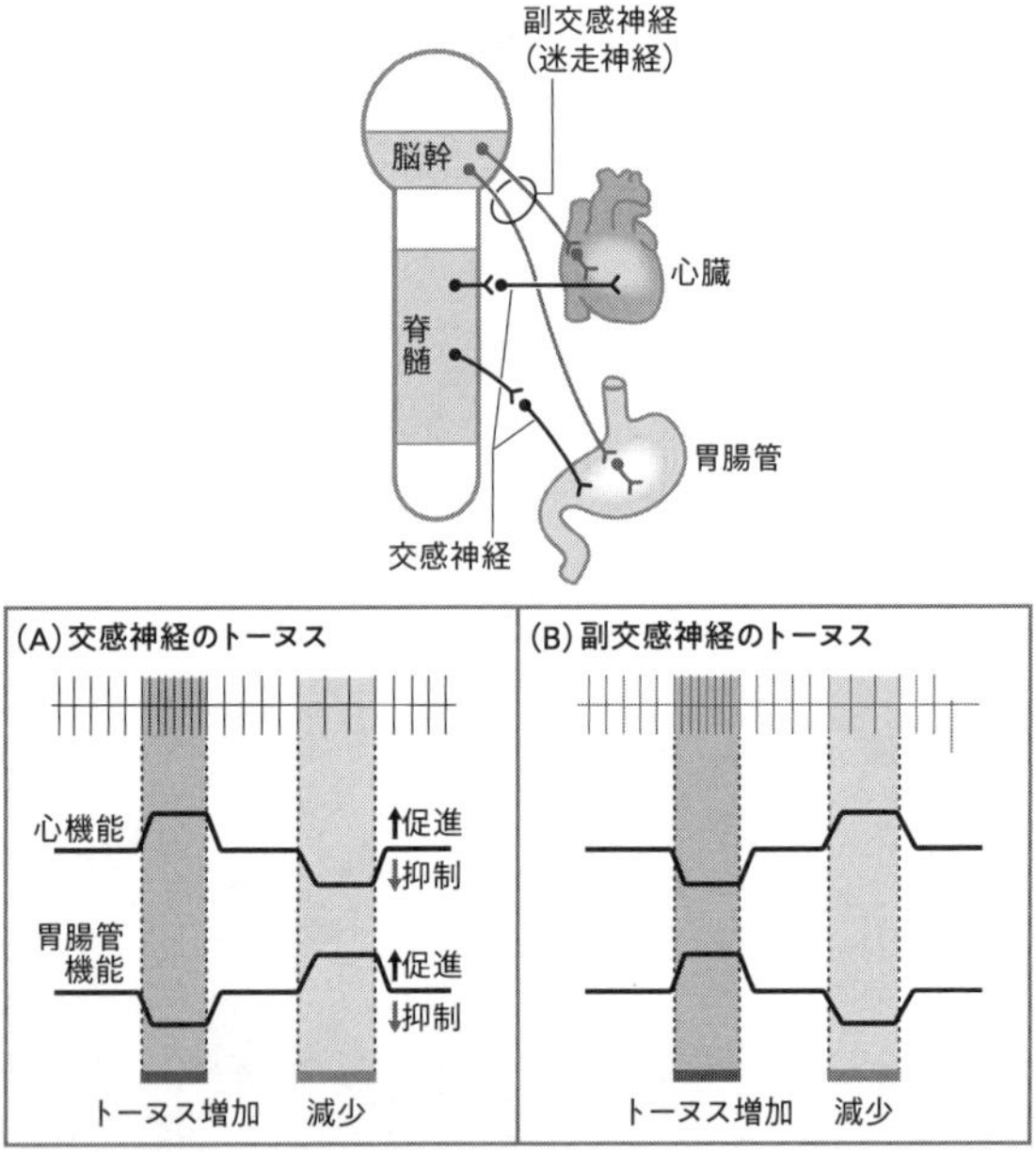

図1-9　自律神経の活動と臓器の機能の関係

(A)交感神経の活動が増えると心臓機能は上がり、胃の機能は下がる。逆に活動が減ると心臓機能は下がり、胃の機能は上がる。(B)副交感神経の活動が上がると心臓機能は下がり、胃の機能は上がる。逆に活動が減ると心臓機能は上がり、胃の機能は下がる

は、交感神経と副交感神経の両方の神経で臓器を調節したほうが、巧妙な微調整が可能なのでしょう。

実際には心臓や胃には交感神経と副交感神経の両方がつながっていますから、心臓の機能にしろ、胃の機能にしろ、交感神経と副交感神経の双方の電気活動の増減によって調節されているわけです。心臓がドキドキした

り、胃の具合が今ひとつだったり、という変動は、交感神経と副交感神経の電気活動の増減によってもたらされているということですね。

よく〈交感神経と副交感神経のバランスが大切〉とか〈自律神経が乱れる〉という表現を耳にします。これは、交感神経もしくは副交感神経の電気活動のバランスが崩れて、臓器が正常に働かなくなっている状態を指しています。

第4章でお話ししますが、交感神経と副交感神経の電気活動のバランスをとっているのは、脳の視床下部というところです。脳の視床下部はストレスによる影響を受けるので、ストレスが大きすぎると内臓の働きに不具合が現れたりするわけです。

二重支配の例外――交感神経だけで調整される皮膚の血流

私たちの体には、交感神経と副交感神経の二重支配を受けていない器官もあります。たとえば汗腺や立毛筋、副腎髄質、皮膚の血管など。これらの器官には交感神経だけがいっています（図1－8参照）。

皮膚の血管はどうやって交感神経だけで調節されているのでしょう。

図1－10をご覧ください。皮膚の血管にいっている交感神経の電気活動が増えれば、皮膚の血管は収縮します。寒いときにはこうやって血管を収縮させ、外に熱を逃がさないようにしているのです。血管が収縮すれば、血液は流れづらくなり、手足は冷たいと感じるでしょう。

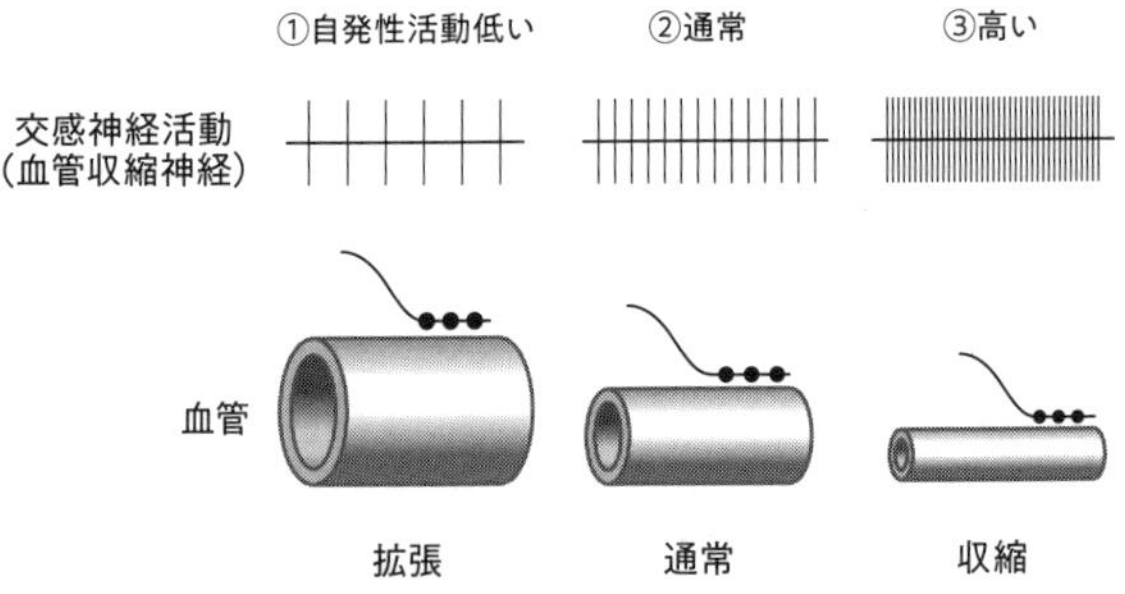

図1-10　皮膚の血管は交感神経だけで調整される
交感神経の電気活動が増えると血管は収縮し、電気活動が減ると拡張する

一方、交感神経の電気活動が減れば、皮膚の血管は拡張します。暑いときにはこうやって血管を広げ、熱を逃がしているのです。血管が広がっていれば、手足は温かく感じるでしょう。

立毛筋は、人ではほとんど退化してしまい、目立ちません。でも、寒いところで暮らす動物にとっては大事な器官です。冬になるとスズメが毛を立たせ、ふっくらとしていることがありますね。あれは立毛筋にいっている交感神経の電気活動を増やすことで、毛の根元にある立毛筋を働かせ、膨らんだ毛の中に空気をため、体熱を逃がさないようにしているのです。

交感神経と副交感神経の活動は、どんなときに高まるか

ここからは、交感神経と副交感神経の電気活動が、どのようなときに高まるのかをみていきましょう。

交感神経の活動が高まると、「体の活動に適した状況」

がつくられます。ですから運動をしているときや興奮しているようなときには、交感神経の活動が副交感神経の活動を上回っているのです。闘ったり逃げたりすることが要求される緊急事態下でも、交感神経の活動が高まります。交感神経の活動が高まるこのような生体の反応を、英語では「Fight or Flight response」とよんでいます。「闘争または逃走反応」という意味ですね。

副交感神経の活動が高まると、「次の活動に備える状況」がつくられます。私たちは次に行う活動に備えてリラックスしたり、睡眠をとったり、食事をとったりしますね。そういう状況下では副交感神経の活動が交感神経の活動よりも優位になっています。副交感神経の活動が高まる生体の反応を、英語では「Rest and Digest response」とよんだりします。「休息と消化の反応」といえますね。

次に、交感神経と副交感神経の電気活動が高まっているときの生体の反応を、細かくみていきましょう。

まずは交感神経の活動が活発になっているときの生体の反応をみましょう（表1－1左）。敵から逃げているような状況を想像してください。カモシカがライオンから逃げるような場面ですね。そんなとき、カモシカの目は大きく見開きます。これは**散瞳**《さんどう》といって、敵を見逃さない、周りの状況を瞬時に摑む、そんな効果があります。

心臓はドキドキするでしょう。逃げるためにはエネルギーが必要で、エネルギーをつくるためには、心臓はたくさんの血液を送り出さなければならないからです。

エネルギーをつくるためには酸素や糖分も必要です。酸素を補充するため、気道は拡張するでしょう。血糖値を上げるため、膵臓ではグルカゴンというホルモンが分泌され、肝臓ではグリコーゲンの分解が進みます。膵臓から分泌されるインスリンには血糖値を下げる働きがあるので、インスリンの分泌は抑えられます。

逃げている最中に滑って転んだら元も子もありません。滑らないためには足に湿り気があったほうが都合がよいので、汗が出ます。逃げているときにお手洗いに行っている暇はありません。排泄機能は抑えられます。こうした体の反応はすべて、交感神経の活動が高まった結果、もたらされるものです。

副交感神経の活動が高まっているときの生体反応についてもみましょう（表1－1右）。縁側の軒下で昼寝しているネコを想像してみてください。うたた寝に近い感じで、気持ちよさそうに目を細めていますね。よだれや涙を流していることもあるでしょう。心臓はゆっくり動き、気道は収縮気味です。動かないのですから、酸素はそれほどいらないのでしょう。

血液中の糖分も少なくて済み、肝臓ではブドウ糖をグリコーゲンとして蓄える方向に働くでしょう。次の行動に備えて、胃や腸に入っている食べものの消化活動は進められます。そのため消化管の運動は盛んになり、消化液も多く分泌されます。

効果器	交感神経の活動に対する反応	副交感神経の活動に対する反応
瞳	散瞳・毛様体筋の弛緩	縮瞳・毛様体筋の収縮
涙腺	軽度の分泌	分泌
唾液腺	軽度の分泌	分泌
心臓	心拍数の増加 心収縮力の増加（心房・心室） 伝導速度の増加	心拍数の減少 心収縮力の減少（心房のみ）
気道・肺	気管支筋の弛緩〈※1〉 血管収縮	気管支筋の収縮 気管支腺の分泌
肝臓	グリコーゲンの分解 糖新生	グリコーゲンの合成
脾臓	被膜収縮	―
副腎髄質	カテコールアミンの分泌	―
胃腸管	平滑筋の弛緩（運動性の抑制） 括約筋の収縮 胃液や腸液の分泌抑制	平滑筋の収縮（運動性の促進） 括約筋の弛緩 胃液や腸液の分泌促進
膵臓	膵液の分泌抑制 インスリンの分泌抑制 グルカゴンの分泌促進	膵液の分泌促進 インスリンの分泌促進
腎臓	レニンの分泌 Na^+再吸収促進	―
直腸	平滑筋の弛緩 括約筋の収縮	平滑筋の収縮 括約筋の弛緩
膀胱	排尿筋の弛緩 三角部と括約筋の収縮	排尿筋の収縮 三角部と括約筋の弛緩
生殖器	男性器射精	男性器勃起
汗腺	分泌	―
血管	収縮	―〈※2〉
立毛筋	収縮	―
骨格筋	グリコーゲンの分解	―

※1ヒトでは直接的な作用ではない
※2 顔面の皮膚・粘膜、生殖器官、頭蓋（脳など）では血管拡張

表1-1　交感神経・副交感神経が活発になると、臓器の反応はどうなる？
交感神経の活動が高まるときは、敵と闘ったり敵から逃げるような状況、副交感神経の活動が高まるときは、ゆったり昼寝しているような状態を想像するとわかりやすい

排泄については第6章で詳しくお話ししますが、排泄は消化の最後の過程と捉えることができます。消化と排泄は、リラックスしてこそ順調に進むのです。

薬の副作用が生じるわけ ――神経伝達物質、受容体、薬の関係

ここまでで、自律神経の活動が高まるのは、どのようなときかをお話ししました。自律神経の活動が高まることによって臓器側に効果が現れるのは、神経伝達物質と受容体が働くからです。

本章の最後に、神経伝達物質と受容体、薬の関係をみていきましょう。

先ほどお話ししたように、交感神経の節後線維の末端からはノルアドレナリンが放出されています。それが臓器側のα受容体やβ受容体に作用することによって、内臓の活動に変化が現れるわけです。たとえば心臓や気道ではノルアドレナリンはβ受容体に、血管ではノルアドレナリンがα受容体に作用することによって、筋肉が収縮したり弛緩したりします。

歴史的には、1946年にノルアドレナリンが発見されると、そのわずか2年後にα受容体とβ受容体が見つかりました。心臓の働きはノルアドレナリンがβ受容体に作用することで強まるので、β受容体が発見されると、β受容体を心臓の病気に活かそうと考える人々が現れました。

β受容体の発見から14年後、開発されたのはプロプラノロールという薬剤です。これはβ受容体を塞いでしまう薬で、**β遮断薬**あるいは**βブロッカー**とよばれます。高血圧の患者さんがこの薬を服用すると、交感神経の節後線維からノルアドレナリンが放出されたとしても、ノルアドレ

ナリンは心臓のβ受容体に作用できません。結果的に心拍は抑えられ、血圧も下げられます（レニンの分泌を抑制する仕組みにもよります）。ただし、過度に脈が落ちるなど、副作用もあります。

βブロッカーを、喘息を患っている患者さんに投与したらどうなるでしょうか。βブロッカーには特異性がないので、心筋のみならず気道平滑筋のβ受容体も塞いでしまいます。では気道のβ受容体が塞がれるとどうなるでしょう？

もう一度、表1－1をご覧ください。交感神経は気道の筋肉を緩める方向に働きましたね。気道が緩むのは、ノルアドレナリンが気道の筋肉の受容体に作用するためです。βブロッカーを服用すれば、ノルアドレナリンは受容体に作用できなくなり、気道は狭まってしまいます。結果的には息がしづらくなるでしょう。喘息の患者さんにプロプラノロールのような通常のβブロッカーを用いるのは禁忌なのです。

β受容体は、細かくはβ_1受容体、β_2受容体、そしてβ_3受容体の3つのタイプに分類されます。心臓にあるのはβ_1受容体、気道平滑筋にあるのはβ_2受容体です。喘息で高血圧の場合は、普通のβブロッカーではなく、β_1ブロッカーを用いるようにします。β_1ブロッカーであれば、気道平滑筋に作用することなく、心臓に特異的に効かせることができるわけです（ただし、βブロッカーは現在は高血圧の第一選択薬ではありません。重篤な心不全のケースで使われています）。

βブロッカーの第一号が開発されてから、およそ60年が過ぎました。その間、さまざまな神経伝達物質の作用する受容体に働きかけたり、それらの受容体を遮断するなど、非常に多くの種類の薬が開発されてきました。アセチルコリンの受容体に働きかける、あるいは塞いでしまう薬についてはこの後の章でお話ししていきますが、一般に用いられている薬の中には、アセチルコリンの働きを弱めてしまうものがたくさんあります。

先にお話ししましたように、アセチルコリン受容体に働きかける物質には、ムスカリンやニコチンなど植物に由来するものが数多くあります。そうした物質は少量では危険でないにしても、キノコ中毒やニコチン中毒の例にみるように、過剰に摂れば私たちに災いをもたらします。ノルアドレナリンの受容体に働きかける薬剤にしても、同じことがいえます。量を間違えると薬は毒となりうるのです。

本章のポイント

・自律神経は、身体内部の働きを調整する神経で、無意識のうちに休みなく働いている。

・自律神経には求心性神経と遠心性神経があり、遠心性神経には交感神経と副交感神経がある。
・交感神経と副交感神経は、節前線維と節後線維という2本の神経が臓器につながっている。
・交感神経の節後線維からはノルアドレナリンが、副交感神経の節後線維からはアセチルコリンが出る。
・ノルアドレナリンはα受容体、またはβ受容体に作用する。
・アセチルコリンはニコチン受容体、またはムスカリン受容体に作用する。
・自律神経の大きな特徴に、二重支配と拮抗支配がある。二重支配は、ひとつの臓器に交感神経と副交感神経の両方がつながっていること、拮抗支配は、交感神経と副交感神経がひとつの臓器に対して相反する作用を示すことをいう。
・交感神経は運動しているときや興奮しているときに活動が高まり、体の活動に適した状況がつくられる。副交感神経はリラックスしたり食事をとったりしているときに活動が高まり、次の活動に備える状況がつくられる。この2つの神経の働きが、バランスをとって臓器を動かしている。

第2章

涙や唾液と自律神経

——瞳をみれば、自律神経の活動がわかる？

第1章では自律神経の基本的なお話をしました。ここからは、自律神経がそれぞれの臓器に対してどのように働くのか、ひとつずつ順番に追っていきましょう。

まずは「唾液」と「涙」と「瞳の大きさ」から。普段、ほとんど意識することのない生理現象ですが、自律神経が大きく関わっているのです。

なぜ梅干しを見ると唾が出るのか？

「パブロフの条件反射」をご存じの方も多いと思います。ベルを鳴らすと、イヌがよだれを流す現象ですね。ベルを鳴らすだけで、なぜよだれが出るのでしょうか？

ベルが鳴ると餌をもらえる、そんな経験をイヌがしたことがあるからでしょう。この現象を１９０２年に見つけたのは、ロシアのイワン・パブロフ（１８４９－１９３６年）です。パブロフは、餌を与える人が近づくだけでイヌがよだれを流すようになることに気づき、興味をもちました。↓2-1そこでイヌに餌を与える直前に、いつもメトロノームのカチカチ鳴る音を聞かせるような実験を組んでみたところ、やがてイヌは、メトロノームの音を聞くだけでよだれを流すようになったのです。ごはんの時間と思うのでしょうね。

メトロノームの音だけでよだれが出るようになるには、その音を聞くと餌がもらえるという経験をしなければなりません。経験と学習に基づいて起きるこのような反射を**条件反射**といいます。

私たちも「梅干し」と聞くだけで唾が湧いたりしますね。これも条件反射です。梅干しを食べたことのない人では、この反射は起きません。梅干しを食べた経験があり、そのときに酸っぱいという思いをしたからこそ、「梅干し」と聞くだけで、あるいは梅干しを見るだけで、自然と唾が湧いてしまうのです。

このように条件反射には、聴覚や視覚といった本来の唾液分泌とは無関係な感覚が絡んでいます。聴覚や視覚を認識するのは、大脳という脳のもっとも発達した領域。しかし通常「反射」といえば、大脳の関与しない反応を指します。それゆえ大脳が絡む条件反射は、ちょっと変わった反射なのです。

次に、唾液が出る普通の反射をみてみましょう。口の中の触覚や味覚に基づいて唾液が分泌される反射を、条件反射に対して**無条件反射**といいます。無条件反射は、生まれながらにして私たちに備わっている反射です。生まれたばかりの赤ん坊でも小さな拳を口に入れたり、ミルクを口に含んだりすれば唾液は出ますよね。唾液が増えるのは生後5～6ヵ月頃で、これは歯の萌出が刺激となっているのです。⬇2-2 よだれが増えたら、もうすぐ歯が生えるかもしれません。よだれかけが必要なのは、唾液を飲み込む力がまだ弱いためでしょう。

唾液を分泌しているおおもとを**唾液分泌中枢**といいます。これは**脳幹**という脊髄のすぐ上の脳の領域にあります。先ほどの条件反射が起こる際には、大脳から脳幹に向かって働きかけがある

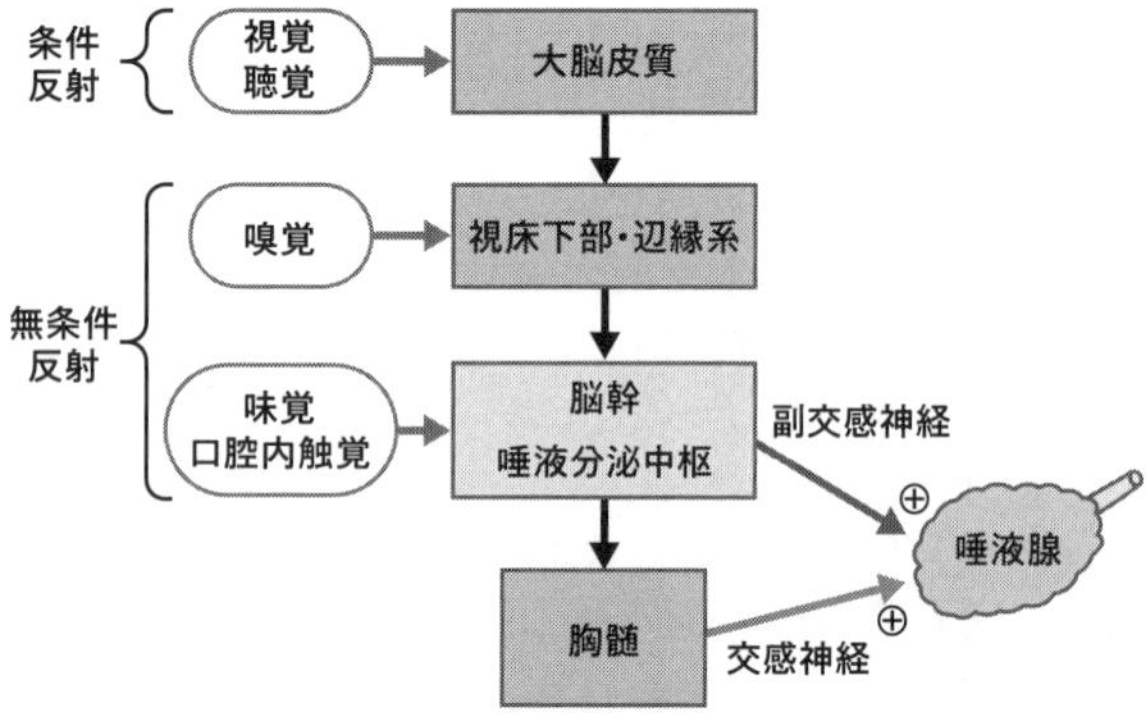

図2-1　条件反射と無条件反射（唾液の場合）
口の中の触覚や味覚に伴って唾液が分泌される反応は、無条件反射である。一方、視覚や聴覚といった唾液分泌に直接関係のない刺激で起きる反応を条件反射といい、大脳を介して情報が伝わる

わけです（図2－1）。

さらさらした唾液、ネバネバした唾液は役割が違う

唾液は一日にどのくらい分泌されているか、ご存じでしょうか？

従来は1～1.5ℓといわれていましたが、実際はその半分くらいのようです。[2,3,4] 唾液は唾液腺でつくられ、食事の際に多く分泌されます。でも食べていないときや、寝ている間も少しは出ますよね。

主な唾液腺は、耳の前方にある耳下腺、そして下顎のあたりにある舌下腺《ぜっか》と顎下腺《がっか》です。これらの唾液腺でつくられた唾液は、唾液管とよばれる細い管を通って口の中に分泌されます。食事の際には耳下腺でつくられる「さらさら」した唾液（漿液性《しょうえきせい》唾液）が増え、これは消化酵素を含んでいるので消化に役立ちます。唾液には食べ物を美味しいと感じさせる大切な働きもあります。これは食べ物が唾液に溶けると舌の表面が刺激され、味覚を生じるためです。

「さらさら」した唾液に対して、「ネバネバ」した唾液（粘液性唾液）もあります。こちらはムチンという粘液性のタンパク質を含み、硬い食品や尖った歯、入れ歯から粘膜を保護するのに役立っています。

交感神経・副交感神経、どちらも唾液を増やす――拮抗支配の例外　その1

さて、唾液と自律神経の関わりをみていきましょう。

唾液腺は自律神経の二重支配を受けており、交感神経と副交感神経の双方の神経がつながっています。副交感神経のほうが密です。唾液腺にいく交感神経は胸髄を出た後、シナプスを介して唾液腺に達し、副交感神経のほうは唾液分泌中枢のある脳幹から出て、やはりシナプスを介して唾液腺に達しています（図2－2）。図にあるように、唾液腺にいっている副交感神経には**顔面神経**（舌下腺と顎下腺の場合）と**舌咽《ぜついん》神経**（耳下腺の場合）という名前がついています。

動物の実験で、唾液腺につながっている副交感神経を電気的に刺激すると、唾液が増えることがわかっています。おもしろいのは、唾液腺にいっている交感神経を刺激しても唾液が増えることです。ただし副交感神経を刺激したときのように多くは分泌されません。

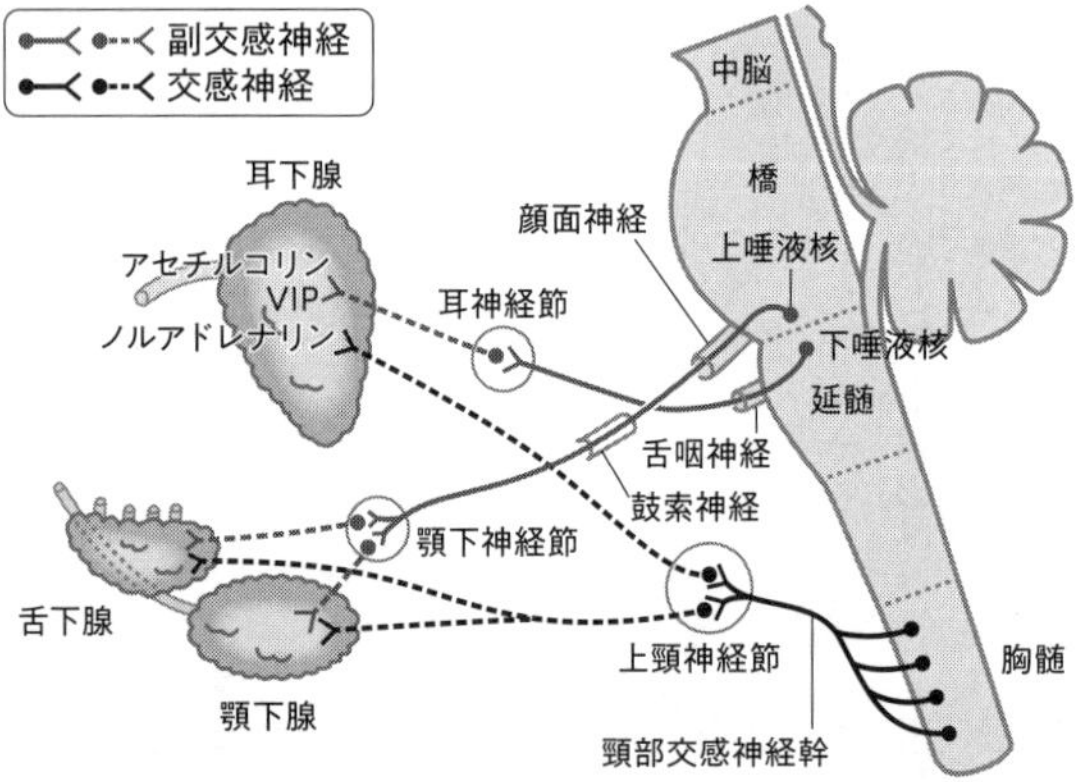

図2-2　唾液腺と自律神経のつながり
唾液腺には副交感神経と交感神経がどちらもつながっており、自律神経の二重支配を受けている。副交感神経は脳幹から、交感神経は胸髄から出て唾液腺につながっている

このように唾液は交感神経を刺激しても、副交感神経を刺激しても、分泌が促されます。唾液腺は交感神経と副交感神経の二重支配を受けているけれど、拮抗支配を受けない例外的な器官というわけです。

とはいえ、唾液分泌の主導権を握っているのはあくまでも副交感神経。食べ物を口に含んだときに唾液が出るのは、口腔内の情報が求心性神経によって脳幹の唾液分泌中枢に伝えられ、そこから出ている副交感神経が働くためです。緊張している状況下では副交感神経の働きが弱くなるため、唾液は少なくなってしまいます。そうなると、贅沢な食事もあまり美味しく感じられないかもしれませんね。

なぜ交感神経と副交感神経の双方に、唾

液を増やす働きがあるのでしょう？

ヒントは、交感神経と副交感神経の働きが高まるタイミングと、唾液の役割にあります。

第1章でお話ししたように、副交感神経の電気活動が高まるのは、安静時や消化時です。消化する際には唾液が必要ですから、副交感神経には唾液を増やす働きがあったほうが都合がいいのでしょう。

一方、交感神経の電気活動が高まるのは、頭を使っているときや興奮しているとき。活発に議論しているような場面でも活動は高まります。もしもそんなときに唾液の分泌が抑えられたら、どうなるでしょう？　きっと、うまくしゃべれなくなってしまいます。よどみなく話すためには、少量の唾液が必要なのです。唾液のこの役割を考えると、交感神経が働いたときにも、唾液は分泌されたほうが都合がいいですね。でも唾液が多すぎると、これまたうまくしゃべれません。副交感神経が働く際には唾液はたくさん出て、交感神経が働く際には唾液はほんの少し出る。これは実に合目的な反射の仕組みといえましょう。

実際には、唾液腺にいく交感神経が働くときには、副交感神経も働いているようです。つまり両神経が協調して働いていると考えられています[2-3〜5]。交感神経の働きは、唾液に含まれる一部のタンパク質やミネラルの分泌など補助的なものといっていいでしょう。唾液は99％が水であり、そのほかの成分の割合はかなり低いのです。副交感神経は水分など、すべての成分の分泌に関わっていると考えられています。

交感神経が唾液中のタンパク質の生成に関わっているデータをひとつ紹介しましょう。たとえばネズミで顎下腺にいっている交感神経を切ると、唾液に含まれるタンパク質濃度が低下します[2-6]。こうしたデータに基づき、唾液中のタンパク質濃度を測ることで交感神経の働き具合を調べようとする試みもあります。

加齢やストレスで口が乾きやすくなる理由

唾液は高齢者で減るといわれます。これは自然な現象ではなく、服用している薬が誘因となって減っている場合が多いようです[2-3]。

唾液を減らしてしまう薬の最たるものに、アセチルコリンの受容体を遮断する抗コリン薬があげられます。唾液は副交感神経の働きが主体となって分泌されますから、その神経の主要な伝達物質であるアセチルコリンが唾液腺に作用できなければ、唾液はほとんど出なくなってしまうわけです。

更年期障害やストレスが引き金となって口が乾く症状（ドライマウス）が現れることも多いでしょう。性ホルモンや、ストレス時に出る副腎皮質ホルモンなどは、唾液分泌に影響をもたらすのです[2-3~5]。

唾液が減ってしまう全身疾患でもっとも多いのはシェーグレン症候群です。これは中年の女性に多い自己免疫疾患で、この場合には唾液腺そのものが障害されてしまいます。他の自己免疫疾患や糖尿病、認知症やパーキンソン病などでも唾液は減ることがあり、唾液腺そのものの障害によることもありますが、投薬が原因となっているケースも多いでしょう。なお、がんの放射線治療に際しても唾液が著しく減ることが知られています。

先ほどお話ししたように、唾液には消化を助けるのみならず、粘膜を保護したり、口腔内を潤したり食べカスを洗い流したりするなど、さまざまな役割があります。さらには抗菌物質も含んでいるので、生体を防御する働きもあります。唾液が少なくなった分をお味噌汁やお茶で補うのは、理にかなっていますね。

ドライマウスに効く植物

ドライマウスの患者さんに使われる薬に、ピロカルピンというものがあります。ピロカルピン、第1章でも少しだけ出てきました。ラングレーが実験に用いたヤボランジという植物がありましたね。ピロカルピンはもともとヤボランジから抽出された成分なのです。ラングレーの実験では、ヤボランジやピロカルピンを動物に投与すると、唾液が分泌されました。なぜでしょう?

唾液腺には、アセチルコリンを受け取るためのムスカリン受容体があります（第1章・図1－4下を参照）。ピロカルピンはアセチルコリンと同じように唾液腺のムスカリン受容体に働きかけ、唾液分泌を促すのです。つまりピロカルピンはアセチルコリンあるいは副交感神経の働きの代わりとなりうるわけで、こうした薬を**副交感神経作動（刺激）薬**とよんでいます。

ラングレーの実験では、アトロピンという物質の投与で唾液は出なくなりました。こちらはどういう仕組みでしょう?

アトロピンの詳細については後述しますが、アトロピンはムスカリン受容体を遮断する薬であり、先ほどの抗コリン薬のひとつです。アトロピンが投与されると、アセチルコリンは受容体に作用できなくなり、唾液分泌が抑えられてしまうのです。

ところで、シェーグレン症候群の患者さんはドライマウスの他にドライアイ(目の乾燥)の症状も呈します。唾液腺以外に涙腺も障害されるためです。

じつは、涙腺と唾液腺の神経支配は非常によく似ています。涙腺も交感神経と副交感神経の二重支配を受けながら、拮抗支配を受けない例外的な器官なのです。次の項では涙の不思議に迫りましょう。

涙の分泌は、唾液と共通点が多い ——拮抗支配の例外 その2

まずは、涙腺と唾液腺の神経支配の共通点をみましょう(図2-3)。

①分泌中枢は、ともに脳幹にあります。涙を流す指令を出している場所(涙腺中枢)も、唾液と同様に脳幹ということですね。

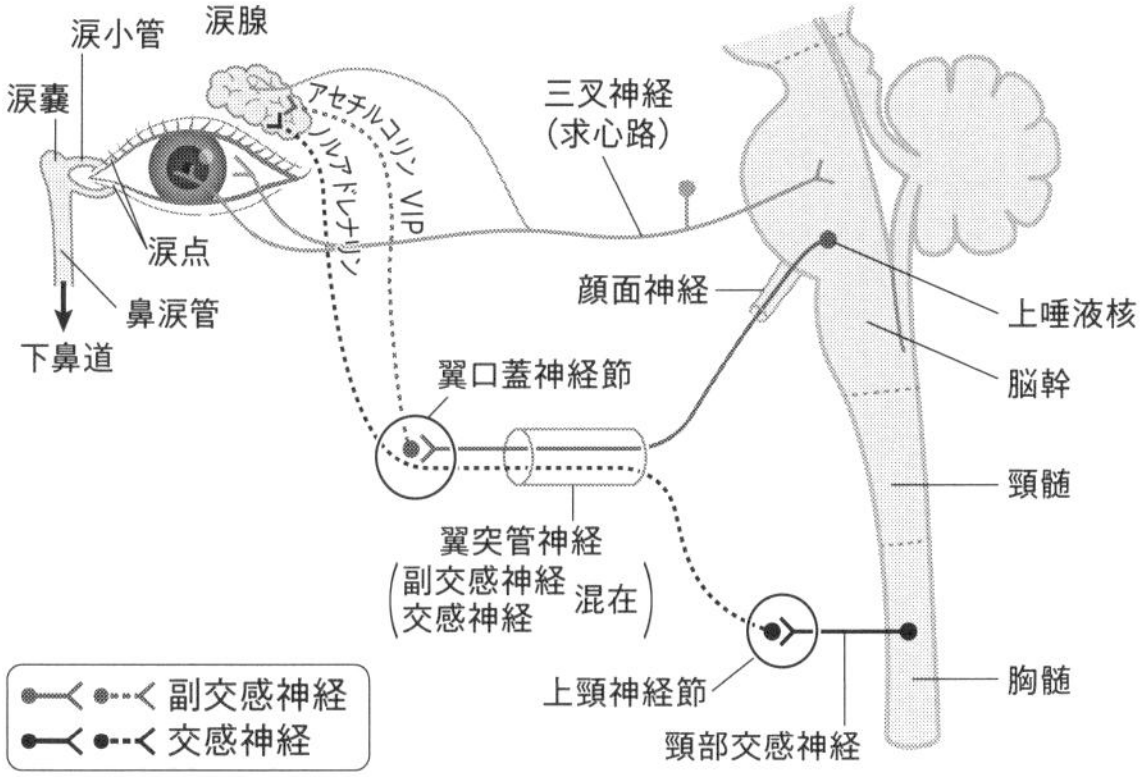

図2-3　涙腺と自律神経のつながり
涙腺も、唾液腺と同様に副交感神経と交感神経がどちらもつながっており、自律神経の二重支配を受けている。副交感神経は脳幹から、交感神経は胸髄から出て涙腺につながっている

②涙腺も唾液腺も、腺に到達する副交感神経は脳幹から出て、交感神経は胸髄から出ています。
③どちらも、副交感神経と交感神経が「協調」して分泌液を生成しています。涙腺についても、拮抗支配の例外というわけです。
④分泌液の生成の役割を果たしているのは、涙腺も唾液腺もおもに副交感神経のほうです。これに関しては、涙腺にいっている副交感神経（顔面神経）が傷つくと、涙が減ることからも明らかです。交感神経の役割は、涙液に含まれる微量のタンパク質の生成など、唾液腺同様に補助的といえましょう。[2-7]

次に涙の種類をみましょう。唾液と同じで、涙にも基礎分泌としての涙と反射性に出る涙があります。ふだんから少しずつ分泌されているほうの涙には、目を潤し、目を傷つけない役割があります。反射性の涙が出るのは、たとえば虫や花粉、ゴミのようなものが目に入ったとき。こちらは防御反射の一つで、異物を涙によって洗い流す効果があります。

反射性の涙が分泌されるためには、「ゴミが目に入った」など、目からの情報を脳に運ぶ求心性神経、脳、脳からの情報を涙腺に運ぶ遠心性神経、という3つの要素が必要です。この場合の求心性神経とは、体性神経系の感覚神経、脳は脳幹、遠心性神経は副交感神経をさします。

次にお話しする情動性の涙を分泌するには、脳幹よりも高いレベルの脳の活動が必要になります。

怒られている最中より、怒られたあとに涙が出やすいのはなぜ？

情動性の涙を誘発する因子は、発達段階によってさまざまです。

たとえば赤ん坊の場合、おなかが空いた、おむつが濡れた、足をぶつけて痛いなど、不快な思いが泣く誘因になりますね。言葉を発せられない彼らにとって、泣くことはストレスあるいは危険を知らせるサインといえましょう。

やがて成長すると、人は赤ん坊のようには泣かなくなります。脳が発達し、泣くのを我慢することを覚えるからでしょう。それでも悔し涙をこぼしたり、感動のあまり涙を流したりすることはありますね。そのようなときには大脳新皮質の活動が高まっているので、そこから脳幹の涙腺中枢に向かって働きかけがあり、流涙に至ると考えられるわけです。[2-8]

涙の分泌はおもに副交感神経によって促されますから、涙が流れるためには副交感神経の活動が一時的に高まる必要があります。交感神経の活動が活発になる闘争や逃走といった状況下よりは、いくらか安心できるような状況下で涙は流れやすいといえましょう。たとえば小さな子どもの場合、親にガンガン怒られている最中よりは、お説教が終わって頭を撫でられたような場面で涙がこぼれますね。頭を撫でられたことで、それまでの緊張が解け、交感神経の活動が収まり、涙腺にいっている副交感神経が働きやすくなるのでしょう。

映画を見て涙を流すような実験においては、涙が流れる直前、一過性に心拍が上がる現象が認められます。[2-8] これは流涙に先立ち、一過性に交感神経の活動が高まっているわけです。流涙時には心拍はもとに戻っているので、交感神経の活動も収まっています。この場合も、緊張感などが和らぎ、交感神経の活動が収まったことで、涙腺にいっている副交感神経が働きやすくなったと考えられるでしょう。

一過性に交感神経の活動が高まって収まるのは、泣けるような映画のときだけではありません。コメディなどを見て笑う際にも、同じような現象が認められます。[2-9、10] 私たちは息抜きのために好きなドラマや映画、落語を見たり、スポーツ観戦をしたりしますね。その後でなんとなく気分がスッキリしたと感じられるのは、一時的に高まった交感神経活動が静まったためでしょう。また他者への共感によって、脳内でオキシトシンのような物質が生成され、それが視床下部に働きかけてストレスや不安感を抑える、そういう仕組みも考えられるでしょう。オキシトシンとストレスの中枢については後述しますね。

共感に伴って涙を流すかどうかは、個人の体質や国の考え方が影響します。涙腺が緩い人もいれば、人前で涙をみせたくないという人もいます。笑い過ぎて涙が出たり、あくびの際に涙が出たりすることもあるでしょう。日本人は涙によって、その人の心意気を評価することがありますが、欧米にはそういった考え方はありません。涙はあくまでも自然に流れるもの、目的のために流すものではない、そう教わります。涙をみせなければならない同調圧力がストレスにつながりうることもあるでしょう。

涙を隠す、あるいは涙を抑える経路についても一言触れましょう。流れてしまいそうな涙を抑えるには、大脳新皮質の前頭葉の働きが必要です。前頭葉は人間で特別に発達した領域。そう考えると、涙を堪えるというのはもっとも高次元の脳内経路といえるかもしれません。芥川龍之介は涙を抑える精神性を「武士道」と評しています。

さて、ドライマウスの患者さんにピロカルピンが処方されることについては前に触れました。涙腺にもムスカリン受容体があるので、ピロカルピンはドライアイにも効果があります。しかしながらドライアイの患者さんには、ピロカルピンよりも人工涙液（目薬）が使われていることが多いようです。ピロカルピンだと汗をかいてしまうらしいのです。その仕組みについては第3章でお話ししますね。

瞳を見れば、自律神経の活動がわかる

鏡で自分の黒目をじっくりご覧になったことがありますか。黒目は「ひとみ」といい、目の中心にある小さい黒い丸のようなところ。専門用語では**瞳孔**《どうこう》とよび、光はここを通って眼球内に入っていきます。

瞳孔の大きさは周囲の明るさで変わります。試しに明るいところから暗いところに行ってみてください。瞳孔が広がるのがわかるでしょう。瞳孔が大きくなることを**散瞳**《さんどう》といいます。明るいところでは逆に瞳孔が縮みます。縮むことで目に入る光の量を減らし、目を保護しているのです。瞳孔が小さくなることを**縮瞳**《しゅくどう》といいます。

瞳孔の周りの色のついた部分は**虹彩**《こうさい》とよばれます。人によって茶色かったり、青かったりしますね。虹彩には2種類の筋肉があり、これらの筋肉によって瞳孔に入る光の量は調節されているのです。

筋肉のひとつは**瞳孔括約筋**、瞳孔の周りを同心円状に走る筋肉です。瞳孔括約筋には副交感神経がつながっており、副交感神経の活動が高まると瞳孔括約筋は収縮して、瞳孔は小さくなります。もうひとつの筋肉は、瞳孔の周りを放射状に走る**瞳孔散大筋**。こちらには交感神経がつな

がっており、交感神経の活動が高まると瞳孔散大筋が収縮して、瞳孔が大きくなる仕組みです。

このように瞳孔の大きさは虹彩の筋肉に分布する自律神経によって調節され、交感神経と副交感神経の活動のバランスで決まっています。

対光反射が死亡判定に使われる理由

強い光を瞳孔にあてることによって、縮瞳が起きる現象を**対光反射**といいます。反射ですから「眩しい」と思って瞳孔が小さくなるわけではありません。意識とは無関係に起きる現象です。

対光反射を起こすうえで要となるのは、脳幹の**中脳**という部分。光の情報は目から求心性神経（視神経）を通って中脳に伝えられ、そこで統合された後、今度は遠心性神経（副交感神経）を通って瞳孔括約筋に情報が伝えられます。つまり対光反射は〈網膜―視神経―中脳―副交感神経―瞳孔括約筋〉という経路で起きるわけです。

ペンライトで光を瞳孔にあてても縮瞳が起きなければ、この経路のどこかに異常があるということです。脳幹の中脳が働かないということであれば、死を意味しうるでしょう。脳幹は、循環、呼吸、嚥下などを司っている命の中枢です。その部分の不可逆的な停止によって、私たちは死に至ります。死の概念は時代や国によって考え方が異なりますが、現在の死の判定基準には不可逆的な呼吸停止、心拍停止、対光反射の消失の3つの徴候が用いられています。

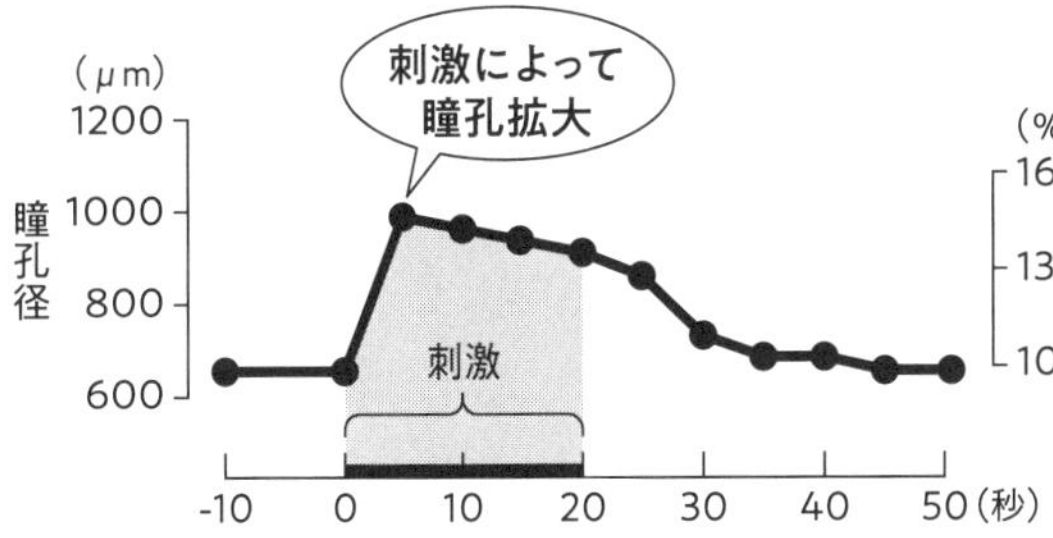

図2-4　皮膚を刺激したときの瞳孔の変化

麻酔したネズミの顔や胸、足をブラシでさすったときの変化。皮膚刺激によって、瞳孔が大きくなった　*志村ほか「自律神経」37(5)584-590,2000.（日本自律神経学会誌）

瞳孔の大きさを変えるのは光だけではありません。近くの物体に焦点を合わせようとすると、縮瞳が起きます。このときにも瞳孔括約筋を支配している副交感神経が働きます。

痛みや精神的興奮の場合は、逆に散瞳が起きます。たとえば好きな人の写真を見るだけで瞳孔は広がるかもしれません。実際に、鏡を見ながら確認してみるとおもしろいですよ。この場合の散瞳も、瞳孔散大筋を支配している交感神経の活動が高まるためです。

皮膚を刺激すると瞳が変わる

瞳孔は、皮膚への触刺激によっても広がります。筑波技術大学の志村まゆら氏らの実験[2-11]を紹介しましょう。

明るい場所で、麻酔したネズミの顔や前足、胸や後足の皮膚をブラシでさすると、散瞳が起きます（図2－4）。この場合、散瞳はどういう仕組みで起きるのでしょう？

皮膚や筋肉への刺激によって無意識的に起こる内臓の反射を、**体性―内臓反射**あるいは**体性―自律神経反射**とよんでいます。この反射の詳細については次章で説明しますが、ネズミの瞳孔が皮膚の刺激で大きくなったのは、この反射によるものです。皮膚の刺激で散瞳が起きるわけですから、この反射の遠心性神経としては瞳孔散大筋につながっている〔交感神経〕が考えられ、交感神経の活動が高まったために散瞳が起きたと考えるのが自然でしょう。

しかし実際には、そうではないのです。瞳孔にいっている交感神経を切っても、皮膚刺激による散瞳は起きるのです。どういうことでしょう？

明るい場所でネズミの瞳孔を観察すると、瞳孔は小さくなっています。これは瞳孔につながっている〔副交感神経〕が働いているためであり、副交感神経が瞳孔括約筋を適度に緊張（収縮）させているのです。

副交感神経が働いている証拠に、ネズミにアトロピン（副交感神経の働きを止める薬）を投与すると、瞳孔径は最大に広がり、30分以上も広がったままになります。

先ほどの実験で、ネズミの皮膚を刺激して散瞳が起きたのは、皮膚を刺激したことによって、高まっていた副交感神経の活動が抑えられたため、そう考えられるのです。

このように散瞳という現象には、交感神経と副交感神経の双方が関わっており、交感神経の活動が高まればもちろん散瞳は起きますが、副交感神経の活動が弱まっても散瞳は起きるのです（図2－5）。縮瞳に関しても同じようなことがいえ、副交感神経の活動が高まる、もしくは交感

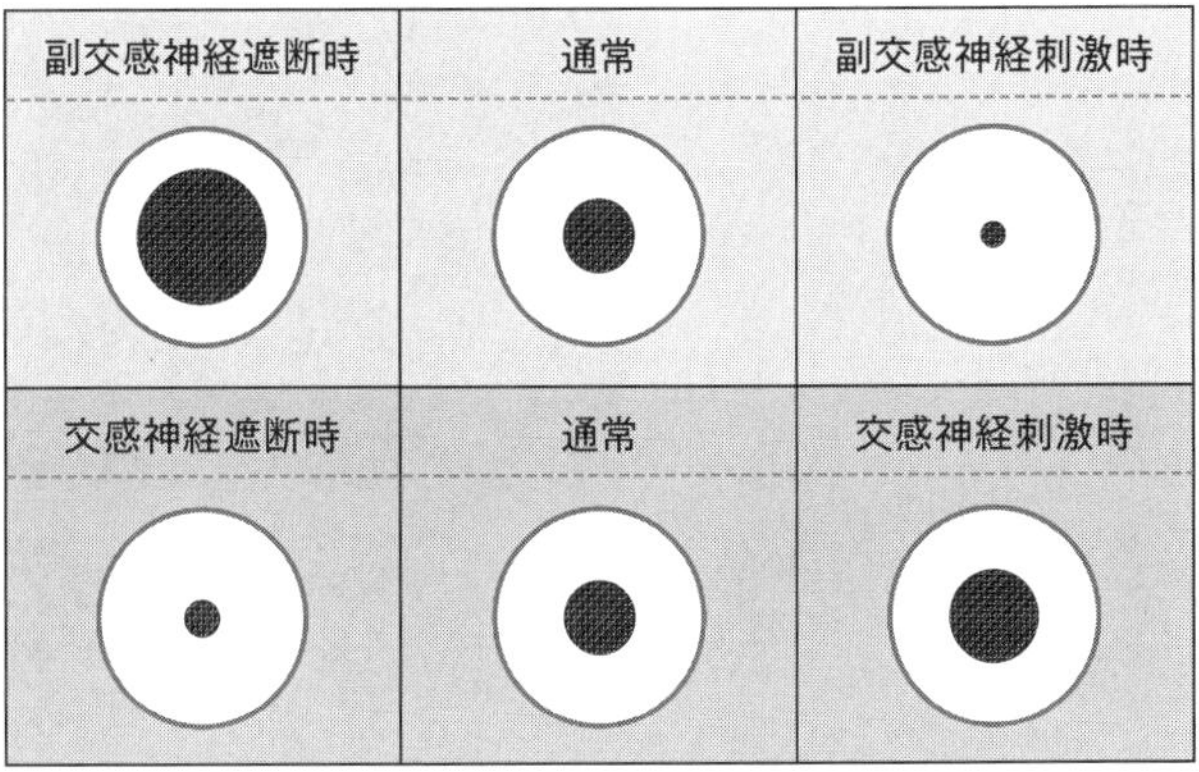

図2-5　交感神経・副交感神経の刺激で、瞳孔はどう変わるか
瞳孔の大きさの調整は交感神経・副交感神経の両方が関わっている

神経の活動が抑えられる、そのどちらによっても起きます。

自律神経には、互いの調節を助ける働きがあります。瞳孔につながっている副交感神経が活発に働いて縮瞳傾向にあるとき、瞳孔散大筋を支配している交感神経の活動は低下し、縮瞳の起きやすい状況がつくられます。また交感神経が活発に働いて散瞳傾向にあるとき、瞳孔括約筋を支配している副交感神経の活動は低下し、散瞳の起きやすい状況がつくられます。

魅惑の薬「ベラドンナ」

図2－6をご覧ください。これはベラドンナというナス科の植物です。ブルーベリーに似た小さな実をつけます。この植物の汁を目につけると、瞳孔を広げることができるのです。

瞳孔が開いた顔が、輝いてみえたのでしょ

う。ベラドンナはイタリア語で「美しい婦人」を意味します。ルネサンス期には美顔の目的で使う女性たちがいたようです[2-12]。

ベラドンナは、19世紀に日本に持ち込まれました。持ち込んだのは長崎で活躍したドイツ人医師、シーボルト（1796－1866年）。瞳孔を広げる薬として、シーボルトはベラドンナを日本人の眼科医に分けたといいます[2-13、1-11]。シーボルトと交流を持った一人に、水谷豊文《みずたにとよぶみ／ほうぶん》（1779－1833年）という学者がいます。彼が描いたハシリドコロという植物の絵をみて、シーボルトはベラドンナと同じものだろうと推測したそうです。実際、ハシリドコロにも散瞳効果が認められます。

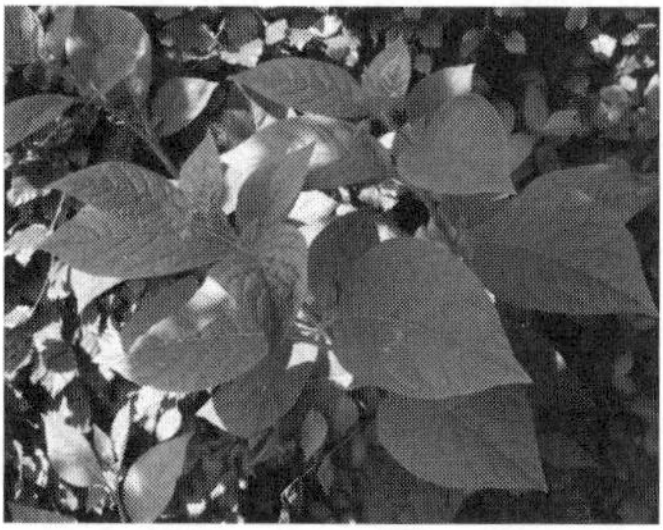

図2-6　ベラドンナの葉
この植物の汁を目につけると瞳孔が広がる　* Tom Oates

ベラドンナやハシリドコロは、いかにして瞳孔を広げるのでしょう？

19世紀半ば、ベラドンナの汁からある物質が抽出されました。それがアトロピンです。これまでに何度か出てきましたね。アトロピンはアセチルコリンと構造が似ており、アセチルコリンの受容体であるムスカリン受容体に結合することができます。アトロピンがムスカリン受容体に結合してしまうと、塞がってしまった受容体に副交感神経から放出されたアセチルコリンは結合できなくなります。そうすると、副交感神経が担っているはずの情報を瞳孔括約筋に伝えることはできません。副交感神経の働きが抑えられることになり、結果的に散瞳が起きるのです。
ムスカリン受容体を塞いでしまう働きのあるアトロピンを、ムスカリン受容体遮断薬（あるいは副交感神経遮断薬、抗コリン薬）とよんでいます。

ムスカリン受容体は、瞳孔に限らず、ほとんどの臓器にあります。このためアトロピンを用いると、ドライマウスやドライアイ、頻脈などさまざまな症状が起こりうるのです。古代ギリシャの時代には胃酸の分泌を抑える目的でベラドンナが使われていたようです。

ベラドンナもアトロピンも量を間違えると死に至ります。古代ローマの時代には、皇帝の毒殺にベラドンナが使われたようです。ベラドンナを致死量用いた人は、死ぬ前に記憶が失われることがあったといいます[2-12]。なぜ記憶がなくなるのでしょう?

ベラドンナで記憶を失ったのは、脳内のアセチルコリンが減ったためと推測されます。じつはアセチルコリンと記憶は、深く関わっているのです。そのことがわかってきたのは1970年代のことです。

アルツハイマー病とアセチルコリンの関係

末梢神経系の神経伝達物質として有名なアセチルコリンですが、私たちの脳内にも多く含まれています。脳内のアセチルコリンの作用については次章で説明しますが、1970年代半ばに判明したのは、アルツハイマー病で亡くなった患者さんの脳でアセチルコリンが少なくなっているという事実です。

アルツハイマー病とは、記憶・認識・判断などができなくなる認知症でもっとも多くを占めるタイプ。1901年にドイツのアロイス・アルツハイマー（1864−1915年）によって見つけられました。当時もその後も、アルツハイマー病の有効な治療法はなく、患者は診断名がついても帰宅するほかなかったといいます。そのことからアルツハイマー病は1970年代まで〝Go home disease〟とよばれていました。[2-14]

アルツハイマー病の患者さんの脳内では、なぜアセチルコリンが少ないのでしょう？

生体内でアセチルコリンは**コリン**という脂質と**アセチルCoA**という高エネルギー化合物から生成されます。アセチルコリンの生成に必要なのが**アセチルコリン合成酵素**といわれる酵素です。コリンアセチルトランスフェラーゼ（ChAT）ともいいます（図2−7）。アルツハイマー病では、この酵素が減っているらしいのです。

研究者らは「アセチルコリン」あるいは「アセチルコリン合成酵素」を増やしてやれば、アルツハイマー病を治せるのではないか、そう考えました。しかし患者にそういったものを投与しても効果は認められませんでした。

1983年、日本でもアルツハイマー病の新薬に挑み始めた人がいます。当時41歳で製薬会社

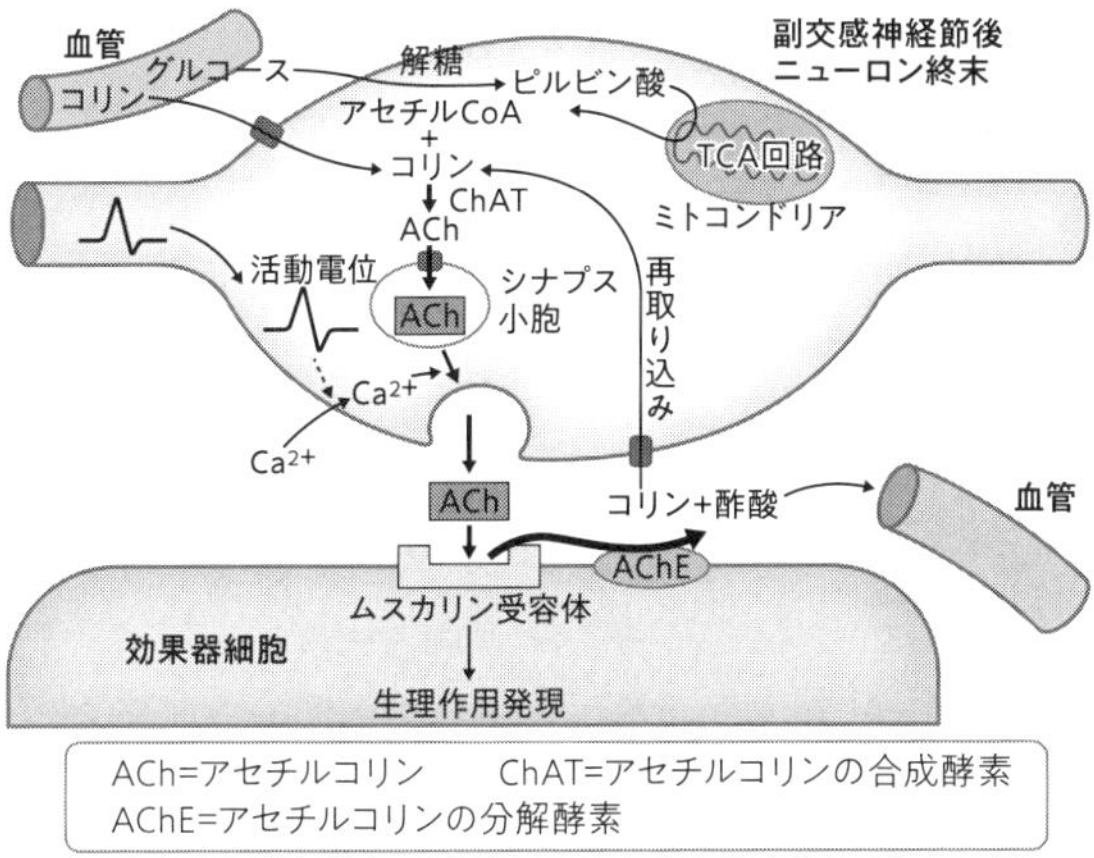

図2-7　副交感神経におけるアセチルコリンの作用
生体内でコリンとアセチルCoAから作られたアセチルコリンは、副交感神経の神経終末からシナプスに放出され、アセチルコリンの受容体に作用する。その後、コリンエステラーゼによって、すぐコリンと酢酸に分解される

のエーザイの社員だった杉本八郎氏（現・同志社大学客員教授）です。たった一人でも創薬にとりかかったのは、自分のことを忘れていく母の姿を目の当たりにしたからだといいます。[2-15]

杉本氏が着目したのは**コリンエステラーゼ**（アセチルコリンエステラーゼともいいます：AChE）という酵素。こちらはどういう酵素なのでしょう？

アセチルコリンは副交感神経の神経終末からシナプスに放出されると、アセチルコリンの受容体に作用しますが、その後、すぐにコリンと酢酸に分解されてしまいます（図2−7）。アセチルコリンを分解するのに必要なのが、アセチルコリンの受け手となる細胞に存在するコリンエステラーゼです。コリンエステラーゼによって分解されたコリンは、神経終末に再び取り込まれ、アセチルコリンの合成に再利用される仕組みです。

仮にコリンエステラーゼが「ない」としましょう。アセチルコリンは分解されずに、いつまでも受容体に働き続けることになります。そうなれば脈の遅い状態が続き、縮瞳も続くなど、望ましい状態とはいえません。コリンエステラーゼがないことは通常は困ることですが、アセチルコリンが不足している人にとっては、コリンエステラーゼがなければアセチルコリンの分解を防ぐことができ、アセチルコリンを補給したような状態がつくれるのです。

杉本氏はコリンエステラーゼの働きをとめる薬をつくり始めました。しかし毒性があったり、生体内ですぐに分解されてしまったり、大変な苦労があったといいます。約千種類もの化合物を試し、その中から１９９６年に承認されたのがアリセプトという世界初のアルツハイマー病治療薬です。アリセプトを用いれば、アルツハイマー病の進行を遅らせられます。ただし長期服用で副作用が出るのがネックです。

自律神経に作用する「諸刃の剣」——毒豆とアルツハイマー病治療薬

じつは、コリンエステラーゼなるものを１９２６年の段階で見つけていたのはオットー・レヴィ（第０章参照）です。1-8、9神経伝達物質を最初に発見した人でしたね。レヴィはコリンエステラーゼの阻害剤も発見しています。図２－８は、カラバル豆というアフリカで採れるマメ科の植物。レヴィはこの豆からコリンエステラーゼを抑える物質を抽出しました。エゼリンあるいはフィゾスチグミンといいます。コリンエステラーゼを抑える物質ですから、アリセプトの大先輩と呼べるかもしれません。

ところがこの豆は「毒豆」といわれています。なぜアルツハイマー病の治療薬の仲間が「毒豆」とよばれるのでしょう？

量によってはアセチルコリンが効きすぎてしまい、死に至り得るためでしょう。この毒豆あるいはアリセプトに似たものに、神経毒ガスのサリンがあります。

じつはコリンエステラーゼ阻害剤には2つの種類があり、可逆的な阻害剤と不可逆的な阻害剤です。アリセプトや毒豆は受容体に結合しても離れることができるので可逆的な阻害剤なのですが、サリンは不可逆的な阻害剤に相当し、急性中毒により死に至りやすいのです。サリンによる症状に縮瞳があります。縮瞳が起きるのは、瞳孔括約筋にいく副交感神経の作用が強まったためです。そして、コリンエステラーゼ阻害剤の解毒剤になりうるのがアトロピンです。

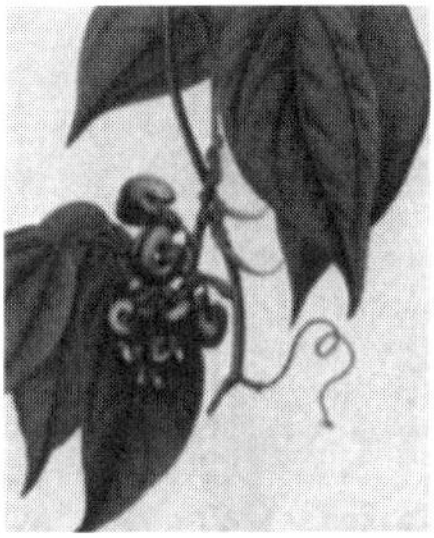

図2-8　カラバル豆
*Comroe JH著、諏訪邦夫訳『心臓をめぐる発見の物語』（中外医学社／1987年）

自律神経の働きは、このようにさまざまな種類の植物などによって、いとも簡単に抑えられたり促されたりします。植物をもとに合成された薬も、諸刃の剣といえましょう。口に入れるものには注意したいですね。

本章のポイント

- 唾液腺、涙腺、瞳孔には、脳から出る副交感神経と、胸部から出る交感神経が分布する。
- 唾液腺と涙腺は、交感神経と副交感神経による二重支配を受けるが、拮抗支配を受けていない。
- 唾液と涙の分泌に関わる主な神経は副交感神経であり、副交感神経の働きを止める薬を使うと唾液も涙も出なくなる。
- 唾液分泌中枢、涙腺中枢、対光反射中枢は、生命維持にもっとも重要な脳幹にある。
- 条件反射性の唾液や、情動性の涙を流したり抑えたりするのには、大脳が関与する。

・瞳孔括約筋に分布する副交感神経が高まると縮瞳が起こり、瞳孔散大筋に分布する交感神経が高まると散瞳が起こる。
・アセチルコリンは、瞳孔の大きさとともに、記憶にも関係している。

第3章

汗やホルモンと自律神経

——皮膚への刺激で、自律神経の活動が変わる?

三里に灸すゆるより　松島の月

「奥の細道」には、旅をする者の心得として灸の効果が描かれています。かつて日本人は、鍼《しん》灸《きゅう》など東洋医学に救われ、多大な恩恵を受けてきました。そのメカニズムはなかなか解明されませんでしたが、自律神経が関わっていることが明らかにされたのは20世紀後半のことです。

きっかけとなったのは「汗」の研究でした。本章では、汗と東洋医学などの治療に自律神経がどのように関わっているのかみていきましょう。あわせて脳血流やホルモン分泌における自律神経の役割もお話ししていきます。

水っぽい汗と脂っぽい汗

ドライアイの患者さんが、涙を分泌させるピロカルピンという薬を使いたがらない話は前章で少し触れました。副作用として汗をかき、不快に感じるからでしたね。涙や唾液の分泌を促すピロカルピンが、なぜ汗も出すのでしょう？　その秘密は神経伝達物質にあります。まずは汗腺の仕組みから説明しましょう。

汗を生成、分泌する器官を**汗腺**といいます。汗腺は皮膚の**真皮**という部分にあり、そこから細い管を通って、皮膚の表層に開いています（図3－1）。顕微鏡下で皮膚の表層をみると、汗がふつふつと水滴状に湧いて出るのがわかるでしょう。

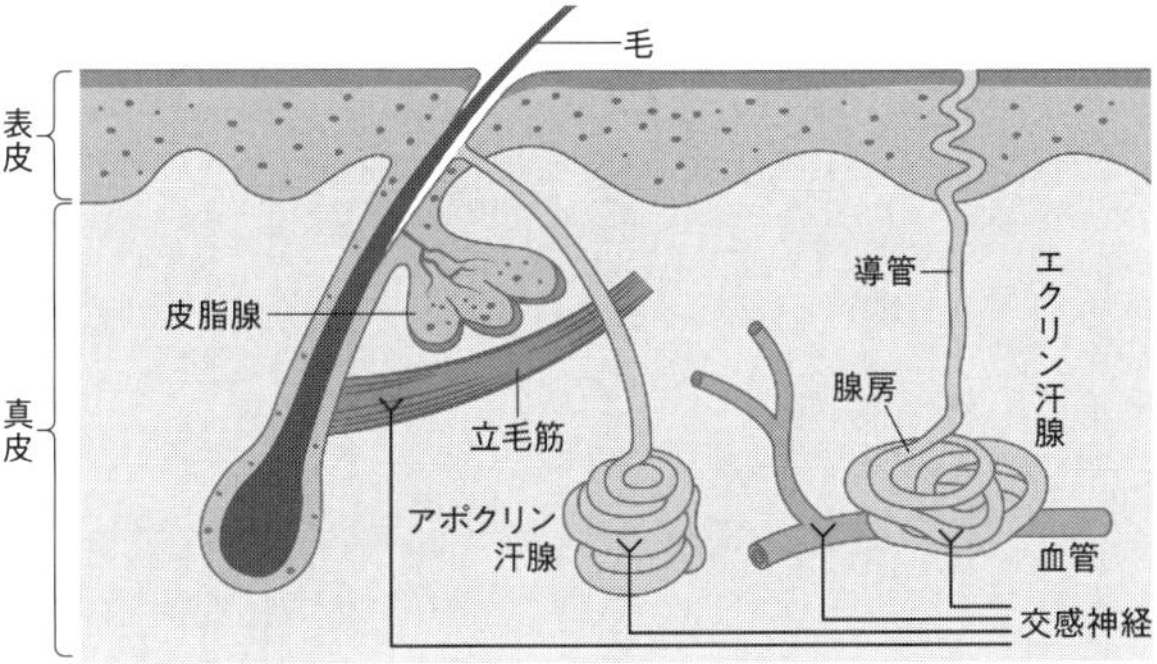

図3-1　汗腺の仕組み
エクリン汗腺からは体温調節に必要な水っぽい汗が分泌され、腋窩や外陰部にあるアポクリン汗腺からは脂っぽい汗が分泌される

ニオイのもとになるなど嫌われがちな汗ですが、汗は体温調節に欠かせません。体内で生じる余分な熱を、汗は水分の蒸発という形で皮膚から逃がしているのです。汗1㎖で逃がせる熱量は0・6キロカロリーくらい。体重にもよりますが、100㎖の汗をかくと、体温はおよそ1℃下げられます。暑い夏だと屋外を10分も歩けば、このくらいは下げられるでしょう。3-1 そうやって汗をかくことで熱を逃し、私たちは熱中症にならずに済んでいるのです。

汗腺にはエクリン汗腺とアポクリン汗腺があります。体温調節に重要なのは**エクリン汗腺**のほうです。エクリン汗腺はほぼ全身の皮膚にあり、水分を多く含んだ汗を分泌しています。

暑いとき、私たちは全身に汗をかき、無意識のうちに体温調節を行っています。でもウマなど一部の例外を除けば、動物は人間のようには汗をかきません。ほとんどの動物の全身にはエクリン汗腺がないからです[3-1、2]。イヌやネコは、足の裏にのみエクリン汗腺があります。暑いときにイヌがハアハアと喘いでいるのを見かけたことがあるかもしれません。彼らは息を吐くことで熱を逃がしているのです。

アポクリン汗腺のほうは、ヒトでは腋窩《えきか》や外陰部などにあり、図3-1のように管は毛根部に開いています。アポクリン汗腺は性ホルモンの影響を受け、脂っぽい汗を出しています。その汗が細菌によって分解されると、特有のニオイを発生させるのです。

通常は汗腺といえばエクリン汗腺のほうを指します。本章でもエクリン汗腺について話を進めましょう。

交感神経の活動が高まると汗が出る

汗が出るのは、汗腺につながっている交感神経の活動が高まるためです。汗腺は自律神経の二重支配を受けておらず、交感神経のみがつながっている例外的な器官。その意味では、第1章でお話しした皮膚の血管と似ていますね。

全身のエクリン汗腺には、近くの脊髄から交感神経が出ています。顔や首、腕など上半身の汗腺には胸髄の上のほうから、体幹部の汗腺には胸髄の中央と下のほうから、足の汗腺には胸髄の下のほうと腰髄から交感神経がいっています。

ノルアドレナリンを出す通常の交感神経節後線維と異なり、エクリン汗腺につながる交感神経節後線維からは、アセチルコリンが出ています。アセチルコリンが汗腺のムスカリン受容体に働きかけると、汗が分泌される仕組みです。

ドライアイの患者さんがピロカルピンを服用後に多汗に悩まされるのは、ピロカルピンがアセチルコリンと同じようにムスカリン受容体に作用するため。その作用は涙腺や唾液腺のムスカリン受容体に留まらず、汗腺のムスカリン受容体にも効いてしまうのです。ムスカリン受容体を遮断するアトロピンには、汗を止める働きがあります。

暑い地域の人は、汗腺の数が多い

汗腺の数は、人によって異なるのでしょうか？　それを調べたのは久野《くの》寧《やす》（写真）という生理学者です。久野は1920年代、当時赴任していた満洲医科大学（現・中国医科大学）で漢方の発汗剤として知られる麻《ま》黄《おう》という植物を知り、汗を測るさまざまな方法を考案して、人間における汗の研究を開拓しました。人がやっていないような研究がしたい、そういう思いがあったといいます[3-3]。

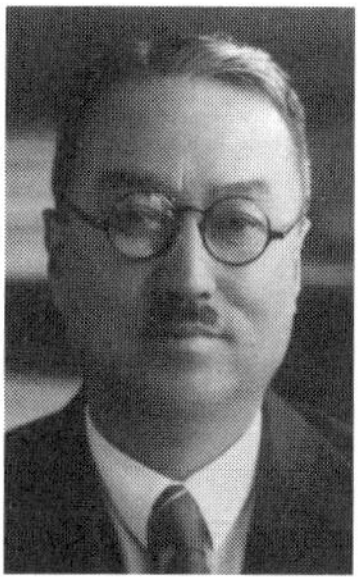

久野 寧
〔1882－1977年〕
*名古屋大学附属図書館医学部分館所蔵

久野によれば、暑い地域に住んでいる民族は、寒い地域の民族に比べて汗腺の数が多いそうです[3-2]。ただし、日本人が熱帯地域に移住したからといって、汗腺の数が急に増えるわけではありません。汗腺の数は生まれたときにほぼ決まっており、2歳半くらいまでの間には増えることはあっても、それ以降はほぼ一定ということです。汗腺を増やすには、暑い地域で生まれるか、もしくは2歳半までにそういうところに移住する必要がありそうですね。

では、汗の量も民族によって変わるのでしょうか？　日本人はわずかな暑さでも汗をかきますが、日本よりも暑い地域で暮らしている民族は、ちょっとした暑さでは汗をかきません。暑いところで生活していると、体が暑さに慣れ、体内の水分が減りすぎないように汗を抑える能力が備わるようです。[3-2]

環境温の上昇によって起こる発汗は**温熱性発汗**とよばれます。温熱性発汗には脳の視床下部が関わっており、体温調節に重要です。

怖いものを見ると汗をかくのはなぜか ――精神性発汗とは

ヘビなど恐れをなすものを想像したり、怖い思いなどをすると、冷や汗をかくことがありますね。このように暑さ以外に、緊張したときやストレスを受けたときなどに人間が汗をかくことを久野は示し、これを**精神性発汗**とよんでいます。この場合、視床下部のほかに大脳辺縁系や大脳新皮質といった高次の脳機能が関わっています。

精神性発汗は、手のひらや足裏に多くみられます。「手に汗握る」ともいいますね。先にお話ししたようにイヌやネコは足の裏に汗をかきますから、そういった意味では人間の精神性発汗に近いのかもしれません。手のひらの汗は物を確実に摑むため、足の裏の汗は体を確実に支えるため、そういわれています。

本来、自律神経は意思による制御を受けない神経のことでしたね。それゆえ不随意神経ともよばれました（第1章参照）。しかし自律神経の支配下にあるはずの汗腺の活動が、心によって左右されうることを、久野は精神性発汗を通して実証したわけです。そうした功績は大変大きく、「発汗」は日本医学の王道となりました。彼が勤務していた名古屋大学では、現在も汗の研究が進められています。

皮膚を圧迫すると汗が出る？——鍼のメカニズム解明の糸口

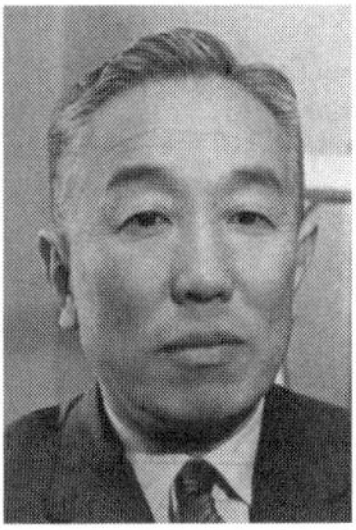

高木健太郎
〔1910－1990年〕
*名古屋大学附属図書館医学部分館所蔵

汗の研究では、名古屋大学学長を務めた高木健太郎（写真）も有名です。戦後、肺を病み床に臥せていた高木は、ある時ひょんなことから、寝る向きによって汗の出方が異なることに気づきます。3・4通常、汗というのは左右対称にかきます。ところが右半身を下にして寝ると左の上半身に汗をかき、左半身を下にして寝れば右の上半身に汗が出たのです。どういうことでしょう？

診察に訪れた友人医師に話してみましたが、取り合ってくれません。しかたなく自分で調べようと思い、久野の著

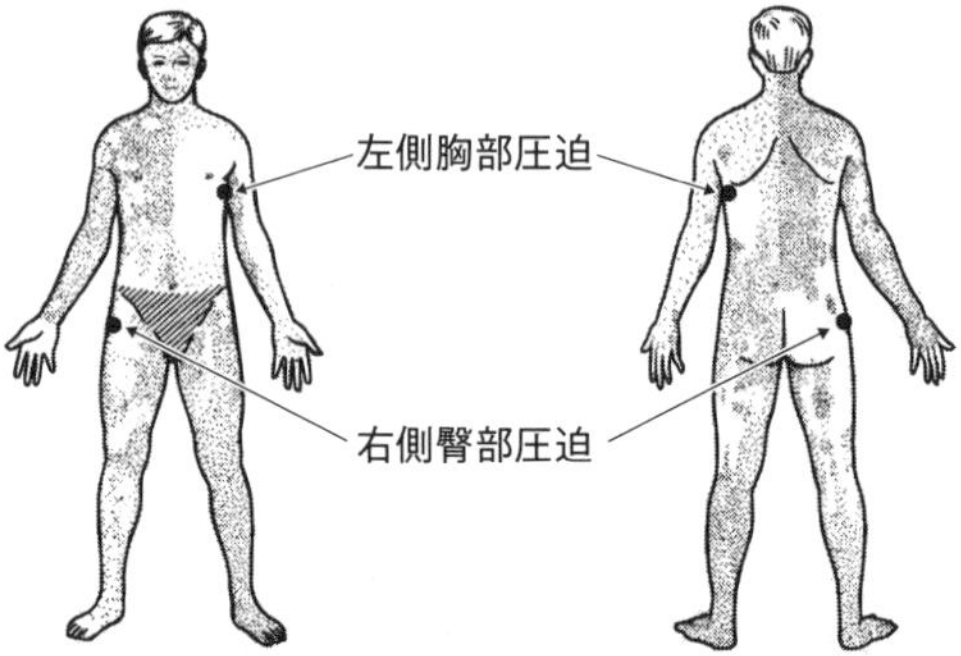

図3-2　半側発汗（皮膚圧―発汗反射）とは
皮膚を圧迫すると、押さえた付近の汗が抑えられ、そこから離れた他の部位で発汗が誘発される。これを半側発汗という。図は、●印の箇所に圧迫刺激を与えたときの汗の出方を点の密度で示している

[3-5]書を手にとったところ、久野が20年以上も前に自分と同じような体験をしているではありませんか。久野の研究を継いだ弟子らはこの現象について詳しく調べ、**半側《はんそく》発汗**とよんでいました（図3－2）。

　半側発汗を起こす刺激が「皮膚」にあることを高木が突き止めたのは1950年[3-6]。皮膚を圧迫するという刺激が、その近辺の汗を抑え、そこから離れた他の部位で発汗を誘発するのです。これを**皮膚圧―発汗反射**といいます。皮膚への圧迫は発汗機能に大きく影響しますが、皮膚温や皮膚の血流、心拍数、胃の運動などにも影響を及ぼします（皮膚圧反射）。皮膚を圧迫するという、ただそれだけのことが、内臓の働きを瞬時に変えてしまう……なんとも不思議な現象ですよね。

　その後、高木は「皮膚圧」と東洋医学の「鍼《はり》」の接点について考えるようになっていきます。つ

まり皮膚の圧迫の面積を極端に小さくしたものを「鍼」と捉え、皮膚圧反射が「鍼」を科学的に解明するための突破口となりうる、そう気づくのです。

按摩や指圧、マッサージや鍼灸など東洋に古くから伝わる物理療法では、皮膚や筋に刺激を加えることで身体の不調を取り除きます。しかし効果があるにもかかわらず、その詳細なメカニズムはわかっていませんでした。それゆえ西洋医学では根拠のない医療とみなされ、プラシーボ効果という人さえもいました。つまり根も葉もないことと侮られていたのです。しかし、それだけでは二千年もの長きにわたって伝承はされないでしょう。西洋の人々に東洋医学を認めてもらうためには、東洋医学を科学的に解明する必要性があったのです。

高木が鍼灸の理論の裏付けに燃える鍼灸師らと「鍼」を生理学的に研究していくようになるのは１９６０年頃[3-7]。１９７２年に中国との国交が回復すると、高木は中国を訪れ、中国の鍼事情を視察しています。訪中をきっかけに彼の鍼灸に対する活動は本格化していき、同年、『生体の調節機能　ハリの原理をさぐる』（中公新書）[3-4]を著しています。その中で皮膚圧迫によってもたらされる生体のさまざまな反射について記載しています。

皮膚への刺激で内臓が変わる ——自律神経が関わるさまざまな反射

高木の皮膚圧—発汗反射に興味をもったのは、北海道大学の医学生だった佐藤昭夫（写真）です。

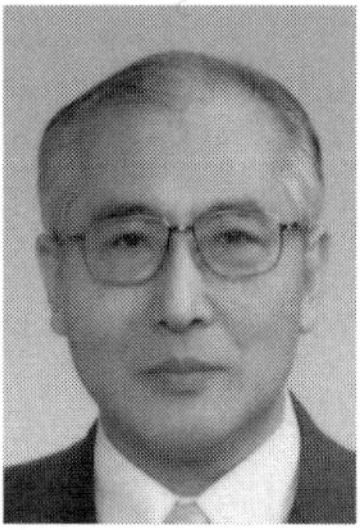

佐藤昭夫
〔1934－2006年〕

高木のいうように、皮膚への圧迫が発汗に影響するなら、皮膚への刺激が汗腺を支配する自律神経の活動にも影響を与えるはず。そう考えた彼は、１９６０年に「皮膚」を刺激して汗腺にいっている「交感神経」の電気活動をとってみたのです。

しかし簡単ではありませんでした。自律神経の電気活動を直接みるというのは、世界でも至難の業といわれていたのです。自律神経線維が運動神経線維に比べて細いうえに、電気活動も運動神経の電気活動の20分の1程度と小さいからです。

佐藤が脊髄から出ている交感神経の活動を初めて記録した際には、その電気活動を認めてくれる人は一人もいませんでした。不安定なうえに活動が小さすぎるのです。留学先のドイツで発明されたばかりの機器を駆使し、皮膚の刺激に伴う交感神経の電気活動を定量可能なまでの美しい形態で示せるようになったのは１９６０年代後半のことです。3-8

さて、高木がみていた皮膚圧反射も、佐藤がとっていた皮膚刺激に伴う自律神経の活動も、「反射性」に現れるものです。第2章でお話ししたように、反射性というのは大脳を介さない、つまり「無意識的に」ということ。寒いときには皮膚の血管は自然に収縮するし、食べ物が口に入れば唾液は自然に出ます。このように内臓機能は多くの場合、反射性に調節されているので

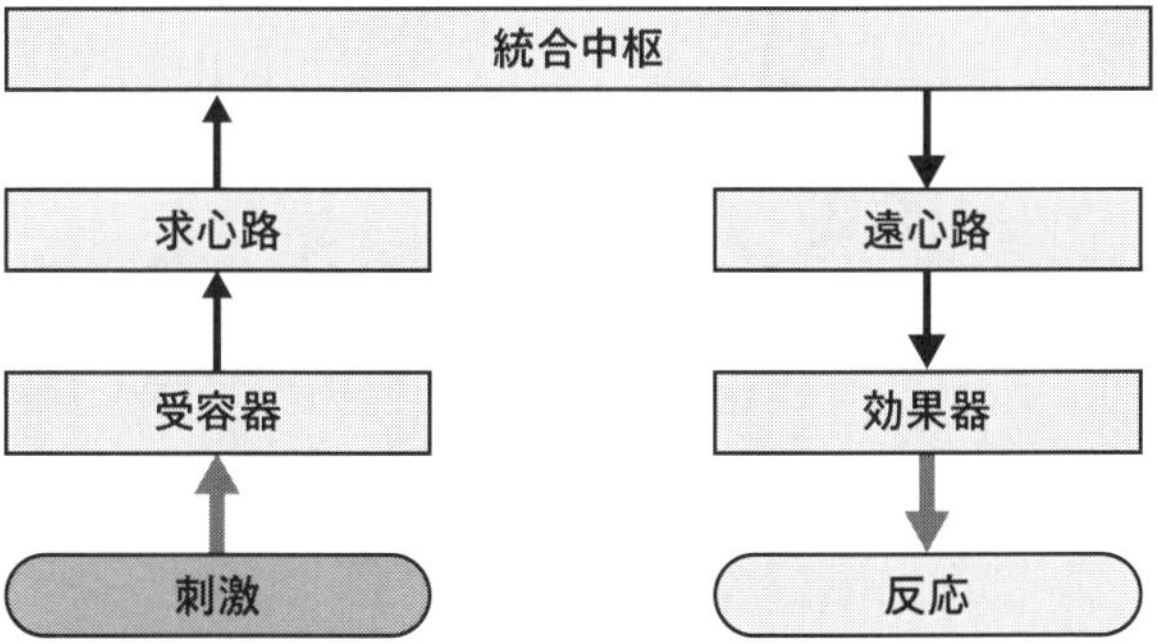

図3-3　反射の経路
刺激を受け取る受容器から求心性神経を通って統合中枢にて情報が統合され、遠心性神経を通って効果器で反応が起こる。受容器と効果器が、内臓なのか皮膚・骨格筋なのかによって、反射の種類が異なる（図3-4参照）

す。

ここで、**反射**の一般的な特徴を説明しましょう。反射は図3－3に示すように、刺激を受けとる**受容器**、その情報を中枢に伝える**求心性神経（求心路）**、求心性神経の情報を統合処理し、指令を発する**統合中枢（反射中枢）**、統合中枢の指令を効果器に伝える**遠心性神経（遠心路）**、反応を起こす**効果器**の5つの要素よりなります。

受容器と効果器が「内臓」なのか「皮膚や骨格筋」なのかによって、反射は次の4つに分類できます（図3－4）。

①**体性―内臓反射**　この場合は、受容器が皮膚や骨格筋、効果器が内臓です。求心性神経が体性神経、遠心性神経が自律神経という言い方もできましょう（第1章の図1－1参照）。高木の皮膚圧反射も、佐藤がとっていた皮膚刺激に伴

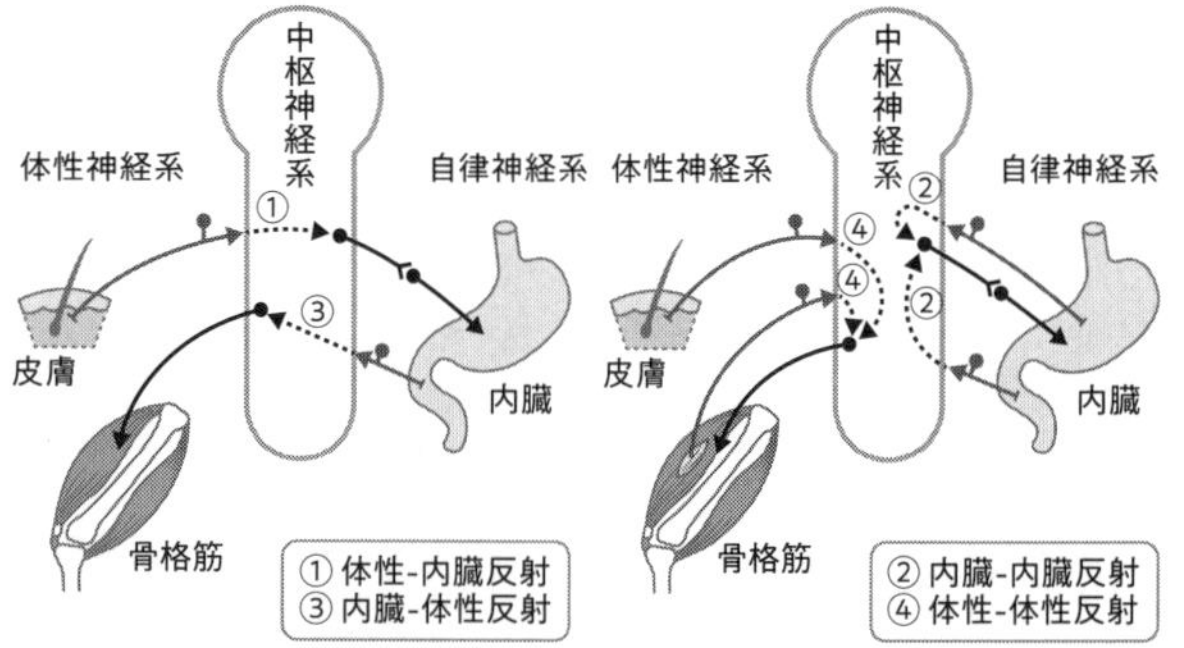

図3-4　4つの反射の種類
情報を受け取る受容器と、反応が起こる効果器がそれぞれ、内臓なのか、皮膚や骨格筋なのかで、反射の種類が異なる。この4つのうち、自律神経が関わる反射は①体性—内臓反射、②内臓—内臓反射、③内臓—体性反射の3つ

う自律神経活動も、この反射によるものです。

②**内臓—内臓反射**　この反射は、受容器も効果器も内臓。求心性神経と遠心性神経がともに自律神経ということですね。

③**内臓—体性反射**　受容器は内臓、効果器は皮膚や骨格筋というタイプ。求心性神経は自律神経、遠心性神経は体性神経です。

④**体性—体性反射**　受容器も効果器も皮膚や骨格筋というタイプ。求心性神経と遠心性神経はともに体性神経です。

4つのうち、内臓に反応が現れ、自律神経が関わっているのは、①の体性—内臓反射と②の内臓—内臓反射。2つのうち先に研究が進んでいたのは、②の内臓—内臓反射のほうです。

②の反射から説明すると、内臓—内臓反射は、「内臓によって内臓が調節される」反射。胃を例

にとるなら、食べ物を食べたことによって胃が刺激されると、胃が動いたり胃液が分泌されたりするわけです。膀胱の例では、膀胱に尿が溜まり膀胱壁が引っ張られると、膀胱が強く収縮して尿を排出できます。また日常的に立ち上がったり座ったりしているにもかかわらず、私たちの血圧が乱れずに済んでいるのも内臓—内臓反射があるからです。血圧が一定に保たれる仕組みなど、内臓—内臓反射の詳細については第6章でお話ししますね。

①の体性—内臓反射についても、その存在自体は古くから知られていました。たとえば第2章でお話しした光刺激によって縮瞳が起こる対光反射。この場合は求心性神経が体性神経の感覚神経、遠心性神経は副交感神経ですから体性—内臓反射ですね。

寒冷刺激によって血管が収縮する体温調節反射も従来からいわれている体性—内臓反射のひとつです。体温調節反射の受容器は皮膚の温度受容器、求心性神経は体性神経の感覚神経。皮膚の感覚や筋肉、腱、関節の感覚をあわせて**体性感覚**とよび、体性—内臓反射を起こす誘因となっています。

体性感覚によってさまざまな内臓機能が調節され、そのメカニズムに自律神経が関わっていることが明らかにされたのは、次の項で紹介する佐藤の研究以降です。現在では体性—内臓反射の遠心性神経が自律神経であることは明白ですから、この反射は体性—自律神経反射ともよばれています。

自律神経の電気活動をみてみよう

東京都老人総合研究所（現・東京都健康長寿医療センター）で研究していた頃の佐藤のデータをもとに、実際の交感神経の電気活動をみてみましょう。

図3－5をご覧ください。麻酔したネズミの腹部の皮膚をブラシでさすったり、ピンセットでつまんだりすると、胃の動きが一時的に抑えられます（図3－5上）。このとき、胃にいく交感神経の電気活動をみると、図3－5下のように活発になっているのがわかります。一方、胃にいく副交感神経（迷走神経といいます）の電気活動に変化は認められません。したがって腹部の皮膚刺激で胃の動きが抑えられるのは、交感神経の働きによると考えられるわけです。

次に麻酔したネズミの前足や後足の皮膚を刺激してみましょう。今度は胃の動きが活発になります（図3－5上）。このときは胃の交感神経活動は変化せず、胃の副交感神経の活動が活発になっています（図3－5下）。つまり前足や後足の刺激で胃が動くようになるのは、副交感神経の働きによると考えられるのです。

麻酔したネズミのデータなので、すべてがそのままヒトに当てはまるわけではないでしょう。とはいえ、このように実際に内臓の動きとそのときの自律神経の電気活動の両方をみれば、内臓の機能と自律神経の関係がわかります。

なお、ネズミに麻酔をかけているのは、ネズミに痛みを感じさせない目的もありますが、痛み

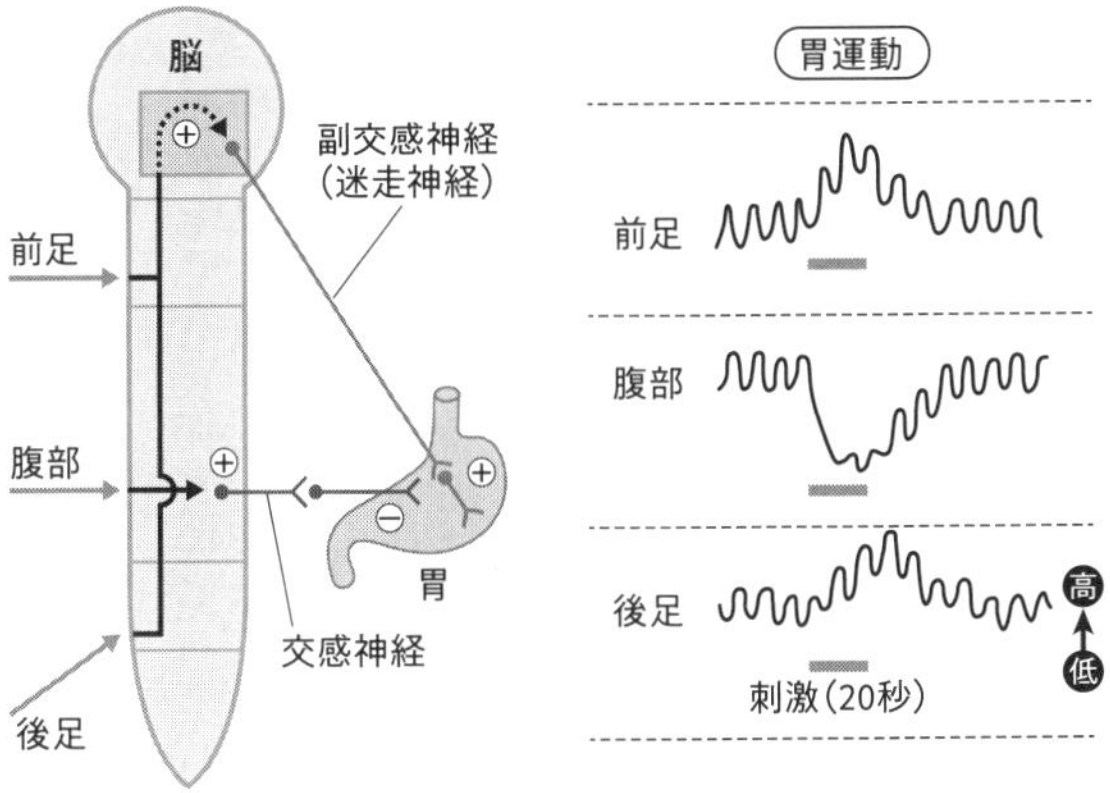

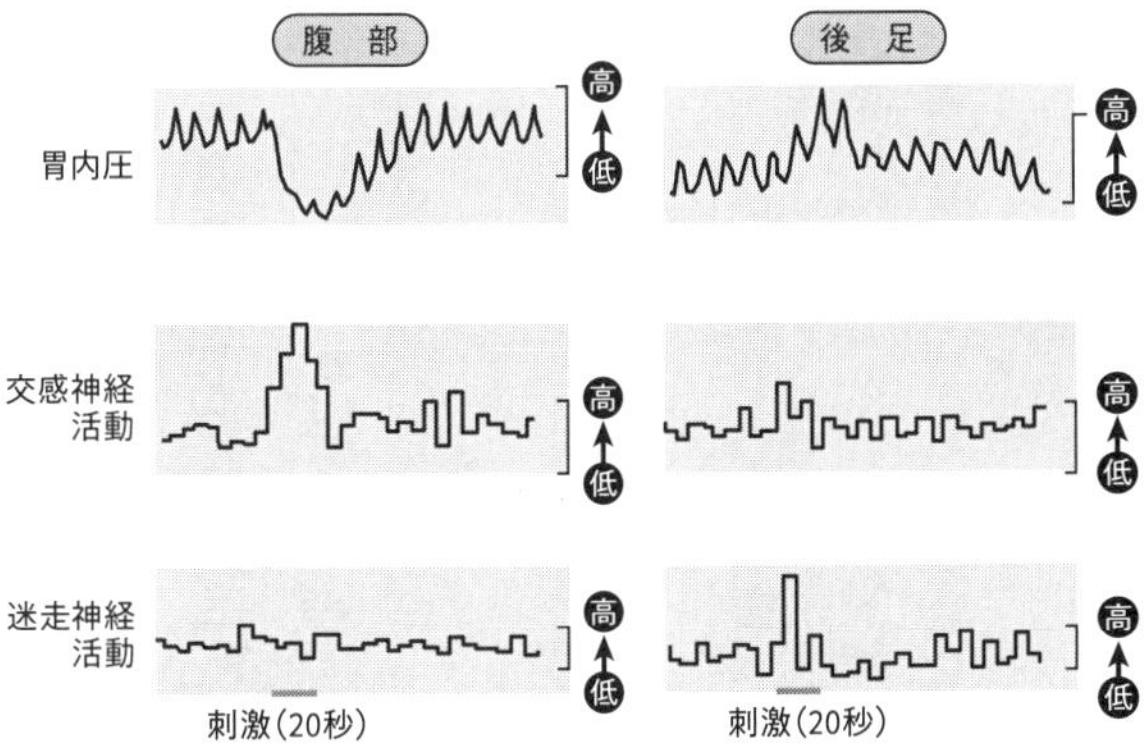

図3-5　皮膚を刺激したときの胃の反応(上)と電気活動(下)

麻酔したネズミでのデータ。腹部をブラシでさすったりピンセットでつまむと、胃の動きが一時的に抑えられるが、前足や後足を刺激すると胃の活動が活発になる(図上)。自律神経の電気活動をみると、腹部刺激によって交感神経の活動が活発になり、足の刺激によって副交感神経の活動が活発になっている(図下)　*参考文献Bをもとに作成

などによる情動の影響を取り除く目的もあります。つまりここでの反射は、痛みや撫でられて気持ちよくなることによって起きているわけではありません。皮膚圧反射のように、皮膚への刺激というただそれだけのことが、無意識のうちに内臓の働きを変えてしまっているのです。

体のどこを刺激すると、どんな変化があるか ——体性—自律神経反射の仕組み

体性—自律神経反射について、もう少し詳しいお話をしましょう。先ほどのネズミの例では、腹部の皮膚刺激だと胃の動きが抑えられ、手足の刺激だと胃の動きが活発になりましたね。どこの皮膚を刺激するかで、内臓の反応は違ってくるのでしょうか？

そうなのです。これは、反射中枢が異なるために起きている現象。腹部の皮膚刺激による胃の反射の反射中枢は「脊髄」、かたや前足や後足の皮膚刺激による反射の反射中枢は「脳幹」なのです。

反射中枢が脊髄の場合、反射経路は脳を通りません。そのような反射においては、反射を誘発できる皮膚の刺激部位は、内臓に近いところに限られます。胃の反射なら腹部が有効であり、胃から離れた手や足の刺激では脊髄性の反射は起きません。こうした特徴を持つことから、脳を介さない反射は**分節性反射**とよばれています。

「分節性反射」に対して、反射中枢が脳幹にある場合は**全身性反射**とよばれます。分節性反射も全身性反射も「反射」であることに変わりはないので、両反射とも基本的には意識にのぼりませ

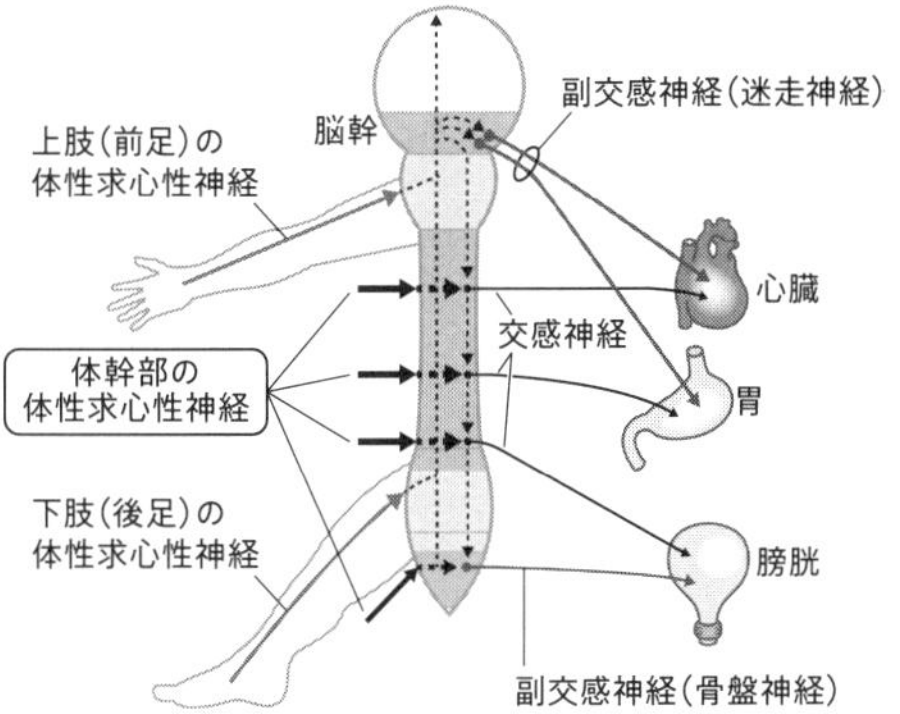

図3-6　皮膚への刺激が、どの臓器に影響を与えるか
手（前足）や足（後足）への皮膚刺激は、脳幹を経由して心臓や胃、膀胱の反応を起こすが、体幹部の皮膚刺激は、脳幹を経由せずに心臓・胃・膀胱の反応を起こしうる

ん。ただし脳幹に中枢がある場合は、手足の刺激で血圧が上がるなど全身性に反応が及んだりします。これは脳幹に循環、呼吸などを司る中枢があるためでしょう。

皮膚刺激によって内臓機能に変化がもたらされる場合、体幹部を刺激したほうが有効な場合と、手足などを刺激したほうが有効な場合があります。鍼の治療に際しても、鍼をどこにうつかで効果は違ってくるでしょう。どこがより効果があるかは内臓によって異なりますが、実際には分節性反射と全身性反射が複雑に絡み合っているようです（図3－6）。

汗腺の交感神経活動をとることに始まり、体性―自律神経反射の仕組みについて、佐藤は生涯研究を重ねました。敗戦ですべてが失われた時代、東洋に伝わる医学を残したかったのでしょう。

マッサージによって血流が改善されたり、鍼や灸、按摩、指圧、湿布、カイロプラクティクなどの治療を受けることで内臓の症状が改善されたりしますね。こうした効果の基本にあるのが体性―自律神経反射というメカニズムです⬇3-9、B。


ところで、第2章で唾液分泌についてお話ししました。食べ物を口に入れたときに唾液腺につながる副交感神経の活動が活発になって唾液が増えましたね。体性―自律神経反射によって唾液は増やせるものでしょうか?

麻酔したネズミの例では、上下の唇や歯肉、舌や口蓋のあたりをやや強めに20秒ほど刺激すると、その後1分間にわたって唾液が増えることがわかっています⬇3-9。

このデータがヒトに当てはまるかどうかはわかりませんが、高齢者で唾液の分泌が減っているようなケースでは、口の中の粘膜を擦る刺激や口の周囲をマッサージするだけでも、唾液が分泌される可能性はあるでしょう。薬ほどの効果はないにしても、薬のような副作用もありません。

脳の血流を増やす神経 ——脳内自律神経の役割

皮膚への刺激は脳にも影響します。

たとえば麻酔したネズミの顔や背中、前足や後足の皮膚を刺激すると、脳(大脳新皮質)の血

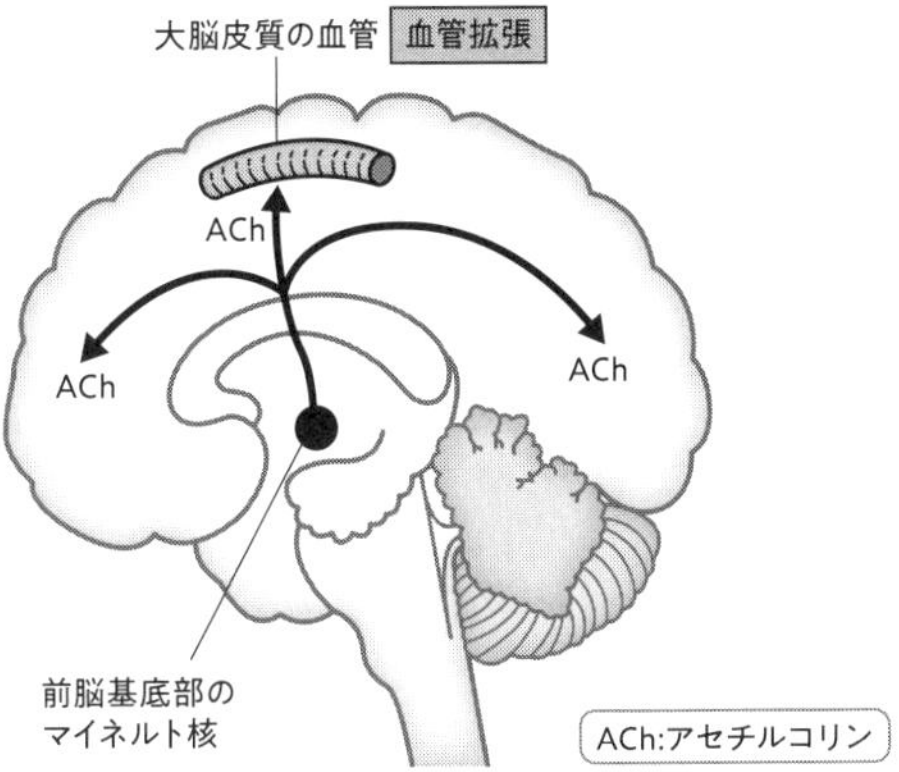

図3-7　前脳基底部のマイネルト核のコリン作動性神経
大脳皮質の血管には、前脳基底部のマイネルト核から神経が延びている。この神経からアセチルコリンが放出されると、脳血管が拡張して脳の血流が増える

流が増えるのです。[3-9] 特に前足と後足の刺激で血流が増えます。これは手足への刺激が脳を活性化している可能性を示唆しています。

この場合、脳の血流はどのようなメカニズムで増えるのでしょう？

手足への刺激では、脳血流のみならず、脳内のアセチルコリン、および**マイネルト核**というところから出ている神経の活動も増えることがわかっています。その神経の活動が増え、脳内に多量のアセチルコリンが放出された結果、脳血流が増えているのです。

マイネルト核から出ている神経とはどういうものでしょう？　マイネルト核というのは額の少し奥にある場所で、**前脳基《ぜんのうき》底部《ていぶ》**の名称でも知られます。ここから出ている神経は大脳全体に広がり、大脳全体の血流を増やしているのです。この神経はアセチルコリンを神経伝達物質としているので、**前脳基底部コリン作動性神経**などの名前がついています（図3－7）。

前脳基底部コリン作動性神経に脳血流を増やす働きがあることが証明されたのは1989年[3-10]。自律神経と同じ神経伝達物質を持ち、自律神経と同じように血流を調節する働きがあることから、佐藤はこの神経を**脳内自律神経**と称しました[3-11]。現在ではこの神経が私たちの認知機能を保つうえで極めて重要であることがわかっています。認知症やパーキンソン病などの患者さんでは脳血流が減ることが報告されていますが、これは前脳基底部コリン作動性神経が減るためと考えられているのです[3-12]。

散歩、料理、アロマ……自律神経からみた認知症予防法の効果とは？

昔から、料理や散歩など手足への刺激は、認知症の予防になるといわれてきました。それはなぜなのか？　手足への刺激が脳の血流を増やすという前項のデータは、その根拠の一つとなりえましょう。実際、麻酔していないネズミを歩かせてみても、脳血流は増えるのです。

手足だけでなく、咀嚼や耳たぶなど顔面への刺激も、脳血流を増やすことが明らかにされています。そういうことを鑑みると、私たちが試合や試験などの前に顔を叩いて気合いを入れているのは、生理学的にも理にかなっているのかもしれません。先ほどの実験がヒトにも当てはまるならば、寝たきりの患者さんの手や足をさすったり、動かしてあげることで、運動機能だけでなく、脳機能をも維持してあげられる可能性があるでしょう。

前脳基底部コリン作動性神経は、具体的には脳内の**大脳新皮質**、**海馬**、**嗅球**《きゅうきゅう》の3つの領域に軸索を延ばしています。大脳新皮質は認知機能に重要な部位なので、そこに延びている神経線維が何らかの理由で損傷を受けた場合には、認知機能に影響が現れることが推測されます。一方、海馬に延びている神経線維が減った場合には、海馬は記憶と関わりの深い場所ですから、記憶力の低下を招きうるでしょう。さらには嗅球に延びている神経線維が減った場合には、嗅球は匂いの感覚に重要ですから、嗅覚が下がりうるでしょう。

嗅覚機能の減退は、アルツハイマー病の初期症状として知られています。その理由として東京都健康長寿医療センターの内田さえ氏が近年指摘しているのは、前脳基底部コリン作動性神経の損傷です。じつは前脳基底部コリン作動性神経のうち、嗅球に延びている線維の数がもっとも少なく、そのため神経に損傷が起きるような病態の際には、嗅球の機能が最初にダメージを受けやすいと考えられるのです。[3-13、14] 日常生活においてさまざまな種類の香りを楽しみ、嗅覚を研ぎ澄ますのも、認知症の予防になるかもしれません。神経というのは、適度に使えば使うだけ鍛えられるもの、そう考えられています。

ところで第1章で述べたように、アセチルコリンが作用する内臓側の受容体というのは通常ムスカリン受容体です。しかし、脳の血管にはニコチン受容体とムスカリン受容体の双方があることがわかっています。先ほどの前脳基底部コリン作動性神経から放出されるアセチルコリンも、脳のニコチン受容体とムスカリン受容体の双方に働きかけて、脳の血流を増やしているのです。

それでは、ニコチンを含むタバコにも、脳の血流を増やす効果はあるのでしょうか？　脳の血流だけに注目するならば、タバコにも少しは脳の血流を増やす効果はありそうです。しかしその効果よりも、タバコの有害な作用のほうが遥かに大きいので、タバコは推奨できません。

ニコチンには中毒作用など悪い作用の他に、抗うつ作用、軽度認知障害患者の認知機能を改善する効果があることも知られています。[3-15、16]そうした効果は、ニコチンが脳のニコチン受容体に働きかけることをきっかけに出現するようです。[3-11、13〜16]脳のニコチン受容体に働きかけるタイプのアルツハイマー病治療薬の開発も進められています。

自律神経は、全身の血流を調節している

第1章で、皮膚の血流が交感神経の働き具合によって調節されるというお話をしました。皮膚以外の多くの臓器の血管も、交感神経によって調節されています。

人間の場合、全身の血管につながっている交感神経の節後線維末端からはおもにノルアドレナリンが放出され、それが血管の筋肉にあるα受容体に作用すると、血管が収縮する仕組みです。血管にいっている交感神経は休みなく活動しているので、全身の血管は常に軽度な収縮状態に保

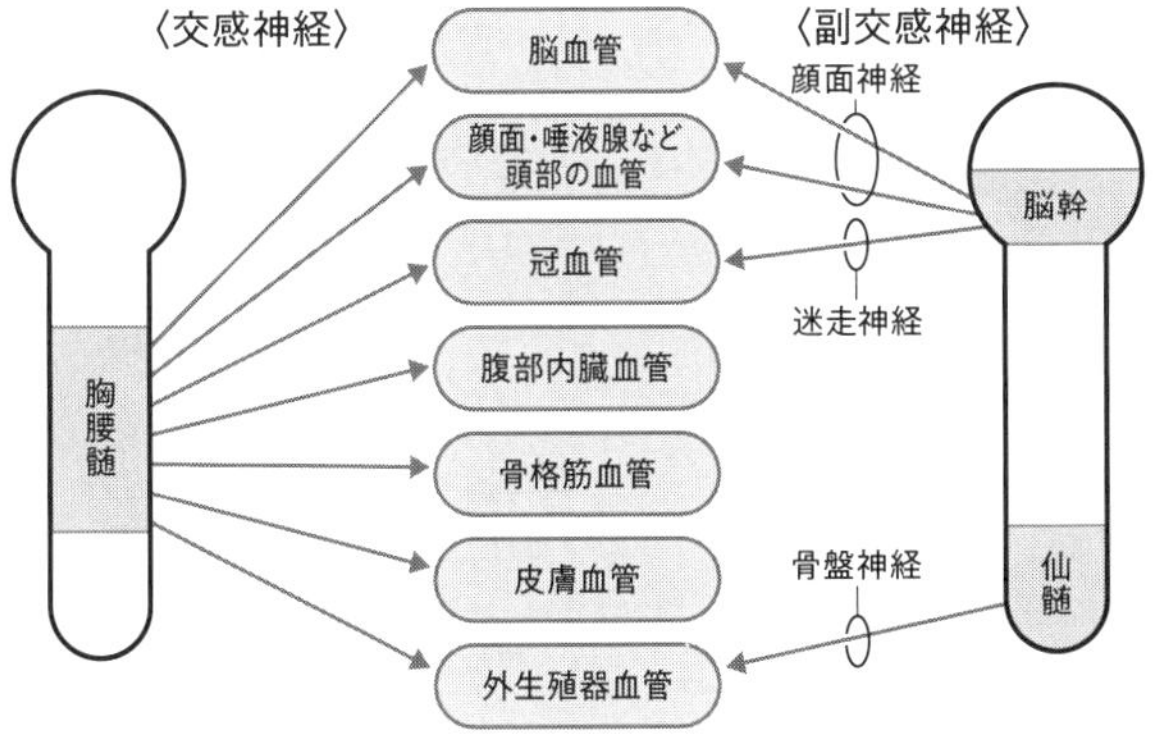

図3-8　全身の臓器の血管と、自律神経のつながり
交感神経は全身の血管につながっている。その中で、脳、唾液腺、心臓、生殖器の血管は副交感神経もつながっており、血流を調整している

たれているといえます（第1章のトーヌスを参照）。なお、一部の血管の筋肉にはβ受容体もあり、β受容体に対する作用が強ければ血管は拡張気味になります。

交感神経以外に副交感神経も分布している臓器には、脳、唾液腺、心臓、生殖器などの血管があります（図3－8）。副交感神経の節後線維末端からはアセチルコリンなどが放出され、血管が拡張して血流が増える仕組みです。

心臓を例にとると、心臓の血管（冠血管）につながっている副交感神経の活動が高まると、心臓に供給される血流が増えます。具体的には、副交感神経の神経末端から放出されたアセチルコリンが血管の内側にある血管内皮細胞という細胞に働きかけ、その細胞からNO（一酸化窒素）というガス状の物質が放出されると、冠血管が拡張、血流が増える仕組みです。

NOと類似の物質にニトログリセリンという薬剤があります。ニトログリセリンの舌下投与は、心臓への酸素供給が追いつかない狭心症の発作の際に用いられますが、冠血管を拡張させることで一時的に心臓への血流を増やしているのです。

ちなみにバイアグラという製剤もNOと似た働きを持ち、副交感神経が働いたときのように男性生殖器の血流を増やします。ニトログリセリンとバイアグラの併用が禁忌とされるのは、両薬剤によって過剰な血管拡張作用が現れ、ショック状態に陥る危険性があるからです。薬というのは多くの場合、目的とする器官だけでなく、全身に効いてしまうのです。

脳の血管にも交感神経と副交感神経がいっていますが、脳の血流の神経性調節の最大の特徴は、先述の前脳基底部コリン作動性神経に代表される頭蓋内の神経による調節を受けている点です。

自律神経の働き具合で全身に影響が出やすいのは、全身の血流が自律神経によって調節されているためともいえましょう。

自律神経と女性ホルモンの関わり

男性生殖器の血流が、副交感神経とNOによって増えることは先ほどお話ししました。今度は女性生殖器あるいは女性ホルモンと自律神経の関わりをみてみましょう。

まずは、子宮の血流と自律神経の関わりです。子宮は自律神経の二重支配を受けており、副交感神経と交感神経の双方がつながっています。麻酔したネズミの研究では、子宮につながっている副交感神経（骨盤神経といいます）のほうを刺激すると子宮の血管が広がって血流が増え、子宮につながっている交感神経（下腹神経といいます）のほうを刺激すると子宮の血管は収縮して血流が減ることがわかっています。交感神経の活動が高まった状態が続けば、子宮の血流は減りかねません。胎児への血流を滞らせないためには、妊娠中は強いストレスが続くような状況は避けたいですね。

とはいえ、過度にストレスを恐れる必要はありません。というのも子宮の交感神経支配は、妊娠後期に消失することがネズミでもヒトでも示されているのです。なんとも不思議な現象ですが、胎児に十分な血流を供給するための進化のひとつなのでしょうか。妊娠後期には母体内でエストロゲン（女性ホルモン）が増え、そのために交感神経による調節が失われるようなのです。臓器の自律神経支配がホルモンの影響を受けるというのは、おもしろい現象ですよね。

次に、卵巣と自律神経の関わりもみてみましょう。卵巣には交感神経が密に分布しています。その交感神経を刺激すると、卵巣の血管は収縮して血流は少なくなります。
交感神経は卵巣の血管以外に、卵巣のホルモン産生細胞にもつながっています。このため、卵巣の交感神経は血流調節のみならず、女性ホルモンの分泌にも関わっている可能性があるのです。実際、麻酔したネズミの卵巣にいく交感神経（上卵巣神経）を刺激すると、エストロゲン

（エストラジオール）は減ってしまいます。3-17これは、交感神経の血管を収縮させる作用とは独立に起きている現象です。

交感神経を直接電気で刺激しなくても、痛みを誘発するような皮膚への刺激でも、交感神経の活動が高まり、エストロゲンの分泌が減ってしまいます。皮膚の強い刺激に伴うエストロゲン分泌低下は交感神経の活動上昇によるものですから、前述の体性―自律神経反射に基づく反射といえましょう。

ホルモン分泌を調整する「脳のホルモン」と自律神経

ここでホルモンについて少し説明を加えますと、ホルモン（内分泌系）は神経系と同じく、生体機能の調節系として働いています。神経系による調節が素早く、瞬時に対応できるのに対し（第0章参照）、ホルモンによる調節はゆっくりした時間経過を辿ります（表3－1）。これはホルモンという物質が内分泌腺でつくられ、血流にのって情報を運ぶためです。内分泌腺には脳の視床下部や下垂体、甲状腺、副腎、性腺などがあります。

ホルモンの分泌といえば、一般に知られているのは脳の視床下部や下垂体のホルモンによる調節です。その仕組みについては次章でも説明しますが、エストロゲンの場合、血液に溶けている割合が少なければ、脳のホルモンがエストロゲンを増やすよう卵巣に働きかけ、結果的にエストロゲンの量が増えることによってエストロゲンの量は一定に保たれるわけです。ただし更年期に

内分泌腺	ホルモン	半減期	交感神経の作用	副交感神経の作用
松果体	メラトニン	約50分	↑(β受容体)	−
副腎髄質	カテコールアミン	約2分	↑(ニコチン受容体)	−
副腎皮質	コルチゾール、コルチコステロン	約1時間	↑	−
腎臓	レニン	約80分	↑(β受容体)	−
胃	ガストリン	約10分	↑↓※	↑
膵臓	インスリン	約5分	↓($α_2$受容体) ↑(β受容体)	↑(ムスカリン受容体)
	グルカゴン	約4分	↑(β受容体)	↑(ムスカリン受容体)
卵巣	エストラジオール	50分	↓($α_2$受容体)	−

〔−〕は神経支配がない、もしくは作用不明
※ ガストリン分泌の交感神経調節は複雑である

表3-1　自律神経によるホルモン分泌の調節
たとえばメラトニンの場合、交感神経が活動することで分泌が促進される。半減期は、そのホルモン量が体内で半減する時間。この時間が長いほど体内でゆっくり反応が続くことを示す

は卵巣の機能が低下するため、エストロゲンの量は保てなくなり、さまざまな更年期症状が現れることになります。

先ほどお話ししましたように、エストロゲンの分泌は脳のホルモンによる調節とは別に、交感神経による調節も受けています。エストロゲン以外の例では、胃から分泌されるガストリン、副腎髄質から分泌されるアドレナリン（カテコールアミン）、膵臓から分泌されるインスリンなど、さまざまなホルモンの分泌に自律神経は関わっているのです（表3−1参照）。

皮膚への刺激でオキシトシンや成長ホルモンが分泌される ——体性—内分泌反射

先に触れた皮膚刺激に伴うエストロゲンの分泌低下は、体性—自律神経反射に基づく反射ですが、体性感覚によってホルモンの分泌が変わっているわけですから、体性—内分泌（ホルモン）反射とよぶこともできましょう。体性—内分泌反射はエストロゲン分泌のように自律神経を介する場合と、介さない場合があります。自律神経を介さない体性—内分泌反射についても簡単に触れておきましょう。

体性—内分泌反射の中で、もっともよく知られているのは射乳反射です。赤ん坊が母親の乳房に吸いつくことで母乳が射出される反射ですね。射乳反射の場合には脳の視床下部の働きによってプロラクチンとオキシトシンというホルモンが生成されます。なおストレスが大きいと、大脳から視床下部に向けて抑制がかかるので、プロラクチンやオキシトシンは生成されなくなり、赤ん坊が吸いついても母乳は出なくなってしまいます。そんなときは、人工乳の存在がありがたいですね。

体性感覚の刺激は成長ホルモンをも分泌することがわかっています。そのことが明らかにされたのは1980年代。[3-18] 生後まもない仔ネズミを母親から引き離すと、そのままでは成長ホルモンの分泌が減ってしまいます。このとき、仔ネズミを揺り動かしたり、四肢を屈伸させたり、皮膚にブラシでさする触刺激を与えたりすると、触刺激を与えたグループでのみ、成長ホルモン分泌の低下が起きなくなるのです。

触刺激により成長ホルモンが分泌されるのは人間の子も同じです。アメリカのティファニー・フィールドは、1日に3回15分間、未熟児の全身を手で擦る刺激を10日間続けたところ、刺激をしない未熟児に比べて体重の増加が速く、病院からの退院が早まったことを報告しています。3-19

新生児への快い触刺激（loving touchとよばれます）は、成長ホルモンの他にオキシトシンも増やすことがわかってきています。オキシトシンによって乳児と養育者の間に愛着が形成され、信頼関係が築かれていくのです。

本章のポイント

- 汗腺にはエクリン腺とアポクリン腺があり、交感神経のみが分布する。エクリン腺は全身に分布し、体温調節に重要である。アポクリン腺は腋窩や外陰部などに分布し、性ホルモンの影響を受ける。
- 精神性発汗は、心によって左右される。
- 内臓が内臓によって調節される反射を内臓―内臓反射という。食べ物が胃に入ったとき、胃酸が出るのは内臓―内臓反射に基づく。
・内臓が皮膚などへの刺激によって変化する反射を、体性―内臓反射あるいは体性―自律神経反射という。
・寒冷刺激で血管が収縮する体温調節反応は、体性―自律神経反射に基づく。
・マッサージなど物理療法のメカニズムは、体性―自律神経反射に基づく。
・自律神経は、全身の血流を調節している。
・皮膚への刺激は脳の血流を変え、脳を活性化させる。
・皮膚への刺激や自律神経の働きは、ホルモンの分泌にも影響する。

第4章

ストレスと自律神経

――闘うか逃げるか、私たちを守るメカニズム前章の最後に、ホルモンの分泌が自律神経によって調節される例を紹介しました。本章で取り上げるストレス時の緊急反応では、アドレナリンというホルモンが交感神経の働きによって分泌されます。ストレス時の反応を例に、自律神経系と内分泌系の関わりをみていきましょう。

適度なストレスは「人生のスパイス」

ストレスという言葉は、本来は力によって物体に生じる歪《ゆが》みを意味する工学用語でした。この用語を生体の反応に当てはめたのが、オーストリア出身のハンス・セリエ（1907－1982年）です。セリエは生体に刺激が加えられた際に生じる反応（歪み）を「ストレス」、外から加えられる刺激を「ストレッサー」とよびました。現在ではストレッサーの意味でストレスといわれることも多いですね。

ストレスを起こす刺激には、熱、外傷、騒音などの物理的なもの、不快な臭いなど化学的なもの、感染など生物的なもの、人間関係や仕事の悩みのような心理・社会的なものなどがあり、その種類は多様です。ある人には適応可能なストレスであっても、ある人には適応できなかったりします。

ストレスは有害なもの（ディストレス：distress）と捉えられがちですが、適度な緊張感を与えるような快適なストレス（ユーストレス：eustress）もあります。セリエはストレスを「人生のスパイス」と捉えたそうですが、ストレスの全くない人生もつまらないものかもしれません。

「気持ち」によって内臓の動きは変化する

ストレスについて最初に医学的な研究を行ったのは、ウォルター・キャノンです。第1章に登場し、ホメオスタシスを唱えた人でしたね。本章は、キャノンの若かりし頃の話から始めましょう。

アメリカのモンタナ州にマウント・キャノンとよばれている山があります（写真）。キャノンが新婚旅行のときに妻と初めて登頂した山です。1901年、彼が29歳のときでした。挑戦することが好きだったのでしょう。キャノンにとって生理学は、登山のようなものだったと言います。4-1

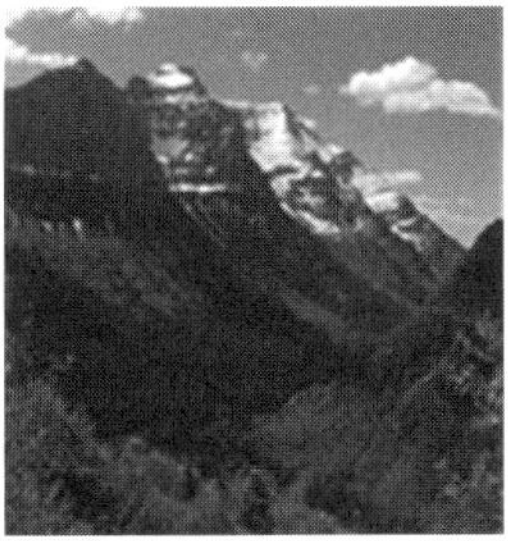
マウント・キャノン

キャノンが学生時代についた師は、ヘンリー・ボウディッチ（1840－1911年）でした。ボウディッチは心筋で「全か無かの法則」を見出した生理学者です。キャノンは25歳のとき、そのボウディッチに「何か実験をさせてほしい」と頼みにいきます。そしてボウディッチは、X線装置を使ってみることをキャノンに提案しました。X線装置はその2年前、ドイツのヴィルヘルム・レントゲン（1845－1923年）によって発明されたばかりでした。

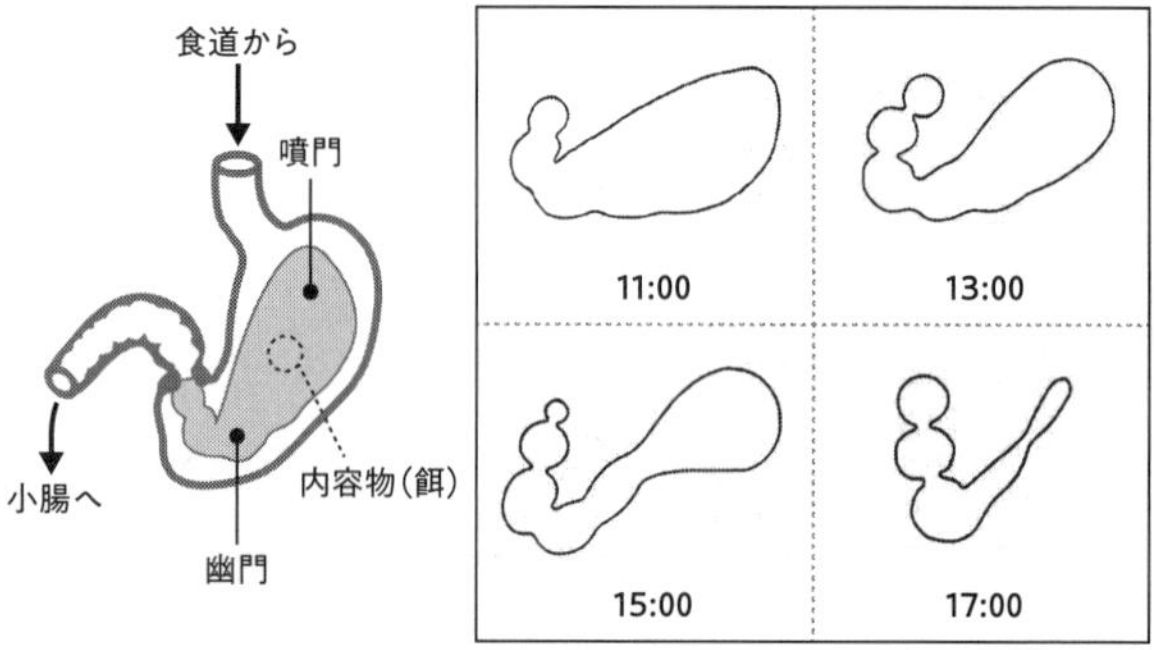

図4-1　胃での消化が進む様子

キャノンが行った実験。右の絵は、胃の中の餌の量を示す。朝10時に与えた餌は消化されて徐々に減り、18時にはほぼ小腸に移動した　*Cannon WB, J Boston, *Soc Med Sci*.,2(6);59075,1898をもとに作成

キャノンはイヌに真珠のボタンを飲み込ませ、食道や胃袋にX線を照射します[4-2]。するとボタンはX線でくっきりと映し出されました。感動した彼は、次にネコやガチョウで消化の様子をみていくのです。

27歳のときに行った実験をみてみましょう[4-3]。ネコにビスマスというバリウムに似た物質を含んだ餌を与え、30分おきに胃を撮影していきます。朝の10時に与えた餌は時間とともに消化されていき、夕方6時には胃袋から小腸にほぼ移動しました（図4－1）。

この実験を繰り返すと、残念ながら再現性は得られませんでした。同じものを同じ動物に食べさせるのに、消化が遅くなったり速くなったりするのです。なぜ再現性が得られないのか？　キャノンは悩みます。

観察を重ねる中で、やがてあることに気がつき

ました。大きな音をたてるなどしてネコが怯えたときに、胃の動きが止まってしまうのです。ネコをあやして不安を取り除いてやると、ネコは落ち着きを取り戻し、胃の動きも再開されます。消化の良し悪しはネコの「気持ち」次第だったのです。

「もし、あのときすぐに再現性が得られていたら、自分は生理学者になっていなかったかもしれない」

キャノンは後年、そのように語っています。謎解きが好きだったのですね。

「火事場の馬鹿力」はどうやって生まれる？――交感神経―副腎髄質系の仕組み

消化管の運動に「心」が反映されるというおもしろい現象にいきあたったキャノンは、それから情動と自律神経系、副腎髄質の関係をみていきます。その頃、イギリスで進められていたラングレーらの自律神経系の研究（第1章参照）、高峰によるアドレナリンの発見などが彼の研究の方向性に影響したようです。

第0章で少し触れましたが、1901年に高峰がアドレナリンを抽出したのは、副腎という小さな臓器からでした。副腎は腎臓の上にあり、外側の皮質と内側の髄質から構成されています。このうち皮質は脳から分泌されるホルモンに、髄質は交感神経によって調節されています（図4－2参照）。後者の系を見出し、それがストレス時に作動することを解明したのがキャノンです。

第1章でお話ししたように、通常の交感神経というのは節前線維と節後線維を経て臓器に達しています。つまり脊髄から出た節前線維は、途中のシナプスで節後線維に接続し、臓器につながっているわけです。ところが、副腎髄質に達しているのは、節後線維ではなく節前線維。それゆえ副腎髄質は、もともと交感神経の節後線維だったのではないか、そんなふうにも言われています。

さて、キャノンの情動の実験を紹介しましょう。目の前にいるイヌが吠えると、ネコは興奮して、瞳孔は大きく開き、頭の先から尻尾の先まで毛が逆立ちます。↓4-4、1-1このとき、心拍や血圧、血糖値は上がり、胃や腸の動きは抑えられ、副腎髄質からはアドレナリンが分泌されています。これらは全身の交感神経系の活動が高まった状態といえましょう。

あらかじめ副腎にいっている交感神経を切ってしまうと、アドレナリンは分泌されなくなり、血糖値の上昇もみられません。他の反応も小さくなり、反応そのものも長く続かなくなります。↓1-1

このように動物や人間がストレスに晒されると、全身の交感神経系の活動が高まります。そのなかでも、副腎の交感神経の活動が高まることによって副腎髄質からアドレナリンが分泌されると、アドレナリンは交感神経系の働きと相まって、心臓の収縮力を増やしたり、気道を拡張したり、血糖値を上げます。その結果、普段ならば到底考えられないような大きな力を発揮できるようになり、ストレスの対象と闘う、あるいはストレスの対象から逃げるなど、ストレスに対応する上で非常に都合の良い態勢がつくられるのです。

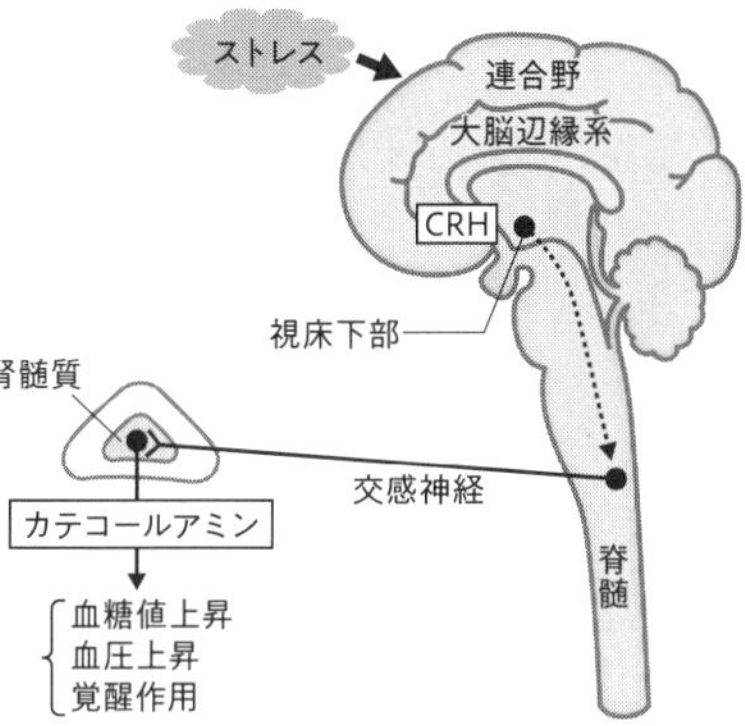

図4-2　交感神経—副腎髄質系の仕組み
ストレスを受けると副腎の交感神経の活動が高まり、それによって副腎髄質からホルモンとしてのアドレナリン（カテコールアミン）が分泌される。すると、全身の交感神経系の活動とアドレナリンの働きが相まって、心臓の収縮力が増えたり血糖値が上がったりという反応が起こる。これがストレスに対応する「馬鹿力」にもなりえる

キャノンは、自律神経系と内分泌系が組み合わさったこの仕組みを**交感神経—副腎髄質系**、あるいは**Fight or Flight response（闘争または逃走反応）**とよび、ストレス時に起動する生存のためのシステムとしました（図4－2）。

火事場の馬鹿力、窮鼠猫を嚙むともいいますね。交感神経—副腎髄質系は、私たちが危険を乗り越えるために生来備わっている能力といえましょう。交感神経—副腎髄質系による働きは、防衛反応や緊急反応ともいわれます。

ここでもう一度図をご覧ください。副腎髄質から分泌されているのが**カテコールアミン**とありますね。ストレス時には副腎髄質から大量のアドレナリンが出ますが、正確を期するなら、わずかなノルアドレナリ

ンとさらにわずかなドーパミンも分泌されているのです。この3つをまとめてカテコールアミンとよんでいます。

アドレナリンとノルアドレナリンについて少し説明を加えると、両者には神経伝達物質としての働きと、ホルモンとしての働きがあります。交感神経の節後線維から出ているのはノルアドレナリンのほう、副腎髄質から出ているのは主にアドレナリンのほうです。つまりノルアドレナリンは主に神経伝達物質として、アドレナリンは主にホルモンとして働くということです。

アドレナリンとノルアドレナリンは同じような化学構造をしており、生理作用も類似しています。ただし、アドレナリンは心拍を増やしたり血糖値を上げたりする作用が強く、ノルアドレナリンは血管を収縮させ血圧を上げる作用が強いなど、作用の強弱に若干の違いはみられます。加えて、ノルアドレナリンの作用は速く、アドレナリンの作用はゆっくりといった、神経伝達物質とホルモンとしての性質による違いもあります（第3章参照）。

アドレナリンもノルアドレナリンも、ストレスと対峙する上でありがたい存在です。ただしストレスが長引けば、両物質によって血圧や血糖値は上がり続け、高血圧や糖尿病といった状態になりえましょう。

闘うか、逃げるか、じっと待つか ——ストレス時の自律神経反応

ストレス時、私たちは必ずしも闘ったり逃げたりするわけではありません。すくんでしまうこ

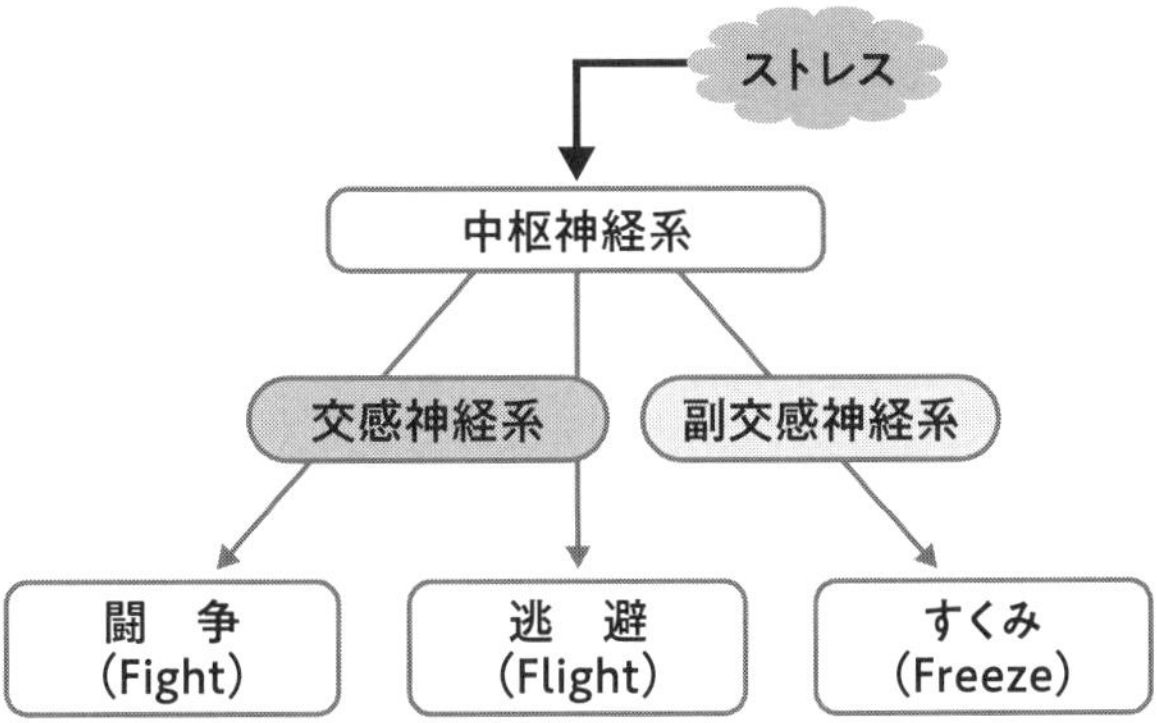

図4-3　ストレスを受けたときの反応
交感神経系が働くと、①ストレスに立ち向かう「闘争」、あるいは②ストレスから逃れる「逃避」の反応が起こる。副交感神経系が働くと③諦めてストレスが消えるのを待つ「すくみ」の反応が起こる

ともあれば、怯《ひる》んでしまうこともあるでしょう。

ストレスに対処するには、**①自らストレスの対象に立ち向かう（Fight：闘争）**か、**②その対象からいち早く逃れる（Flight：逃避）**か、あるいは、**③諦めて対象が消えるのをじっと待つ（Freeze：すくみ）**か、などがあります（図4－3）。

前項で述べたように、①と②はストレスに対する積極的な行動であり、交感神経系の非常に強い活動が基本にあります。

①と②に対して、諦めるパターンである③は、ストレスに対する消極的な行動といえましょう。この場合は副交感神経の強い活動があり、心拍や血圧は下がって代謝も低い状態。ストレスに対してすくんでしまうことから、「すくみ反応」「死にまね反応」ともいわれます。動物の仔は敵が近づくと茂みに隠れ、ジッと息を潜めるそうです。③

も生き抜くのに必要な適応反応ですね。

次章でお話ししますが、ストレス時の自律神経反応を誘発できる部位は、視床下部や脳幹など、脳に何ヵ所かあります。⇨5-5 たとえば脳幹の中脳には交感神経系の活動を強める場所と弱める場所が認められており、前者が起動した場合にはFight or Flight（闘争または逃走）のような反応に、後者が起動した場合にはFreeze（すくみ）のような反応につながるとみられます。

ストレス時にFight・Flight・Freezeのどの反応をとるかは、人間においては、その人の性格や過去の経験等に基づいて判断されることもあるでしょう。乗り越えられると思えばストレスに挑み、乗り越えられないと思えばストレスから逃れる、あるいはストレスをやり過ごす。そうした判断は大脳で行われ、視床下部や脳幹を経て、自律神経系の反応に至ると考えられます。

自律神経系は、瞬時にストレスに対応できるのが利点です。一過性のストレスなら、自律神経系だけでも対応は可能でしょう。しかしストレスが強かったり長引いたりしたときには、自律神経系だけで対応するのは難しくなり、ホルモンの働きも必要になります。先にお話しした「交感神経―副腎髄質系」によってアドレナリンが分泌されれば、さらに大きな力を発揮できるわけです。ストレスがそれでも収まらない場合には、次にお話しする副腎皮質ホルモンが活躍することになります。

ストレスに耐えるために出るホルモン

ストレスにはすぐに終わるストレスもあれば、終わりの見えないストレスもあります。ちょっとのストレスなら積極的に対応できても、ストレスが長引くとなると、誰しも消極的になりますよね。慢性的なストレスに対峙していく上で「副腎皮質」が重要であることを見出したのは先のセリエです。セリエの若い頃についても触れましょう。

1925年、セリエがチェコの医学生だったときの話です。[1-3] 感染症の患者さんが何人か現れ、教授が彼らを診察しました。どの患者も元気がなく、いかにも病人らしい風貌だったといいます。彼らは口々に頭痛や関節の痛み、食欲不振、微熱などを訴えました。でも教授はこれらの訴えは重要ではないと言いました。どのような病気にもある訴えで、診断の役に立たないからです。

診察時に重要なのは一般的な症状ではなく、その病気に特化した、特異的な所見を見出すこと、そうセリエは教わりました。

「なぜ一般的な症状は意味がないのか？　これも病気の徴候ではないのか？」

セリエは疑問を持ったようです。

その後、さまざまな条件下で、胸腺・リンパ組織の萎縮、胃・十二指腸潰瘍、副腎の肥大といった共通の生体反応が起こりうることを認め、この非特異的な反応を**汎適応症候群**、あるいは**ストレス状態**とよぶようになるのです。

副腎には髄質と皮質がありますが、セリエが着目したのは外側の皮質のほうです。慢性的なストレス下では、副腎皮質から**コルチゾール**（**糖質コルチコイド**の一種）などの**副腎皮質ホルモン**が多く分泌され、副腎が肥大するのです。

コルチゾールはストレスに関係することから**ストレスホルモン**、コレステロールからつくられ、ステロイド核をもつ化学構造から**ステロイドホルモン**ともいわれます。

コルチゾールの大きな働きは、血糖値を上げること。炎症や免疫を抑える作用もあり、血糖値を高め、過剰な炎症を抑えることで、生体がストレスに耐えられる状態をつくりだしています。

コルチゾールは胃にも影響を及ぼします。胃液の主成分は強力な酸である塩酸（胃酸）です。コルチゾールはこの強い酸の分泌を促すので、分泌が長く続くと胃潰瘍を発症しやすくなります。胃液には胃壁を胃酸から保護する粘液も含まれるのですが、悪いことにコルチゾールは粘液の分泌のほうは抑えるのです。

ストレスから守ってくれるはずのコルチゾールが、なにゆえ私たちの胃に対しては攻撃的なのでしょう?

「もうこれ以上のストレスには耐えられない」

そういう体の悲鳴なのかもしれません。サインを出すことで、更なるストレスから私たち自身を防御してくれているのでしょう。

サインに気づかず、それでも体への負荷が続いた場合には、さすがの副腎皮質も疲れ切ってしまい、ストレスに対処できなくなるでしょう。そうなれば病気や死につながりかねません。

胃潰瘍が起こる仕組み ――ストレスと自律神経の関係

『坊っちゃん』や『門』など不朽の名作を残した夏目漱石は、胃潰瘍に苦しみながら執筆を重ねたといいます。若い頃からのストレスに加え、アスピリンなど薬の服用が胃潰瘍を悪化させたようです[4-5]。おそらくヘリコバクター・ピロリ菌の感染もあったのでしょう。

かつては胃潰瘍といえば、ストレスが原因と言われるのがあたりまえでした。現在はピロリ菌感染、またはアスピリンやボルタレン、ロキソニンなど非ステロイド性抗炎症薬を原因とする胃潰瘍が多いようです。とはいえ、ストレスが誘因となっているものもあります。ストレスによって胃潰瘍が発症するメカニズムとしては、セリエが指摘した副腎皮質ホルモン、そして自律神経の関与があるでしょう。

ここでは自律神経と胃潰瘍の関係についてみてみましょう。

ストレス下の胃では、交感神経と副交感神経の双方の活動が高まっていることが示唆されています[4-6]。たとえば麻酔したネズミに低酸素などのストレスを負荷すると、胃にいく副交感神経と交感神経の活動が共に高まるのです。

副交感神経の活動が強まれば強酸である胃液の分泌は増えるし、交感神経の活動が強まれば胃の血管は収縮傾向になって胃の血流が悪くなってしまいます。さらに胃壁を守るはずの粘液の分

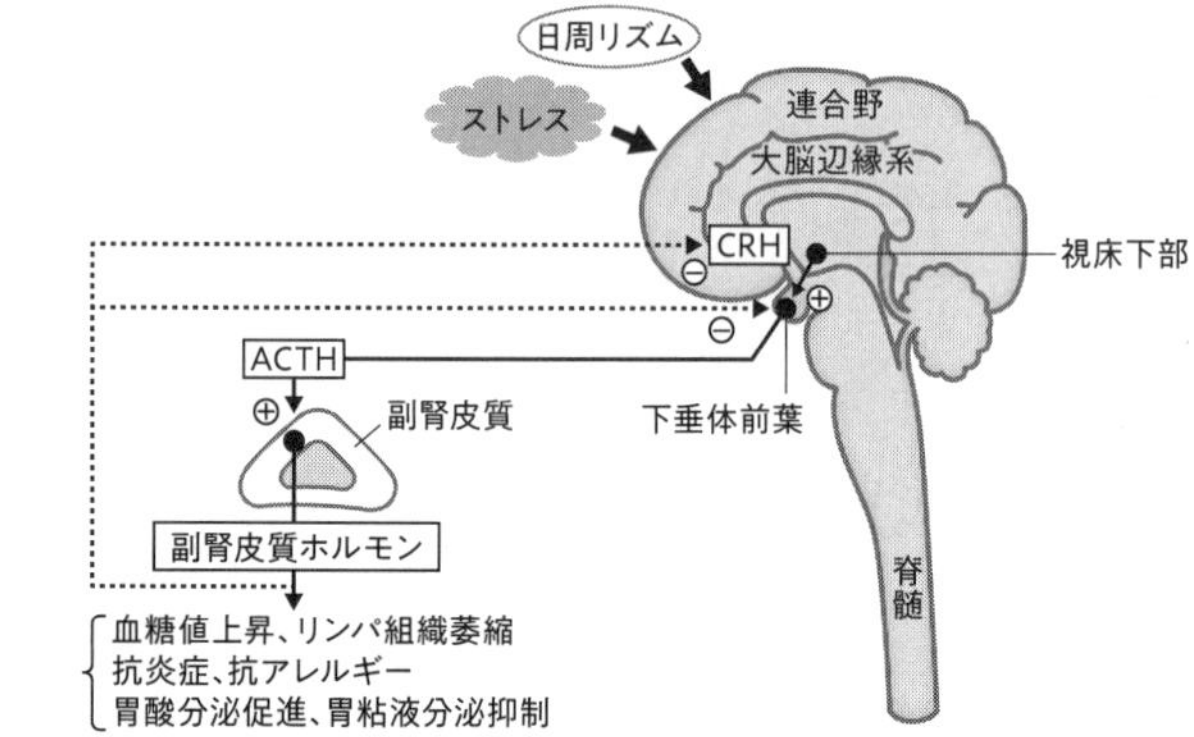

図4-4　視床下部—下垂体—副腎皮質系の仕組み
ストレスを受けると、視床下部で副腎皮質刺激ホルモン放出ホルモン(CRH)が分泌され、下垂体で副腎皮質刺激ホルモン(ACTH)が分泌されて副腎皮質でコルチゾール(副腎皮質ホルモンの一種)が生成される。コルチゾールが血中に分泌されると、さまざまなストレス反応が起こる

泌も抑えられるため、総合的に胃潰瘍を発症しやすい環境がつくられるわけです。

通常の状態では、胃の交感神経の活動が高いと、副交感神経の活動が抑えられ、逆もしかりです。ところがストレスという特殊な条件下において、交感神経と副交感神経の双方の活動が高まっているというのは興味深い知見といえましょう。その事実はキャノンによっても指摘されています。[1-1]

ストレスから体を守るメカニズム ——視床下部—下垂体—副腎皮質系

副腎皮質から分泌されるコルチゾールに話を戻しましょう。コルチゾールは、どのような仕組みで副腎皮質から分泌されるのでしょう？

私たちがストレスを受けると、その情報は

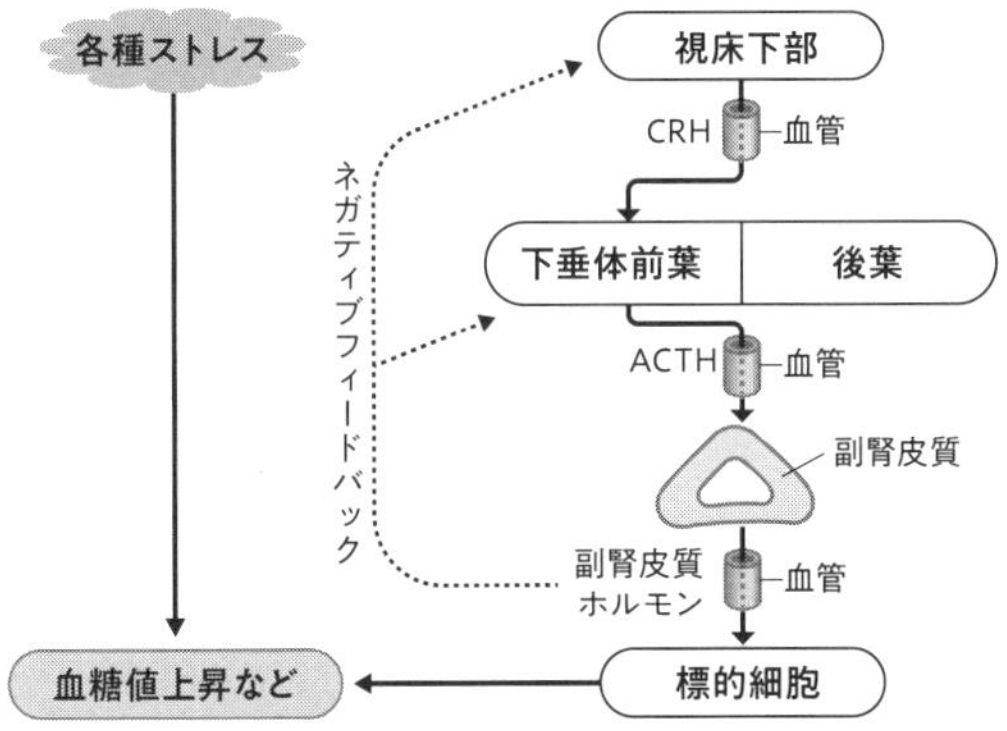

図4-5　コルチゾールのネガティブフィードバック
図4-4の仕組みでコルチゾールの生成量が増えすぎると、血液を介して視床下部と下垂体に抑制がかかる。それによってCRH、ACTHのホルモン分泌が減り、コルチゾールの産生も抑えられる。この仕組みをネガティブフィードバックという

脳に届けられます。するとまず脳の視床下部で副腎皮質刺激ホルモン放出ホルモン（CRH）というホルモンが作られ、ついで下垂体（脳下垂体）で副腎皮質刺激ホルモン（ACTH）というホルモンがつくられます。CRHとACTHの分泌により、最終的に副腎皮質でコルチゾールが生成、血中に分泌される仕組みです。この3つの段階からなる一連の流れを、**視床下部ー下垂体ー副腎皮質系（HPA軸）**とよんでいます（図4-4）。

生体内でコルチゾールが多く作られすぎると、血液を介して視床下部と下垂体に抑制がかかり、CRHやACTHの分泌が減ることでコルチゾールの産生は抑えられます。このような仕組みを**ネガティブフィードバック**とよんでおり、コルチゾールの量が過剰にならないように調節されているのです（図4-

5）。ちなみに第3章で出てきたエストロゲンも多いときにはこのネガティブフィードバック調節が働き、過剰にならない仕組みです（排卵時にはポジティブフィードバックが働きます）。

ここまでの話で、コルチゾールがＣＲＨとＡＣＴＨによって調節されていることがおわかりいただけたと思います。この場合、自律神経の関与はありませんね。ではコルチゾールの分泌に自律神経はまったく関わっていないのでしょうか？

コルチゾールの分泌が自律神経によっても調節されているのではないか、そう考える人は昔からいました。１９５２年という早い段階で、副腎皮質ホルモンの分泌が交感神経によって調節されていることを示唆したのは冲中重雄《おきなかしげお》（１９０２－１９９２年）です。4-7 彼は日本の自律神経学会を創設した人物でもあります。それから半世紀以上を経て、副腎皮質ホルモンの分泌に交感神経が関わっていることが明らかになってきています。4-8 その仕組みについては次章で説明しましょう。

さて、副腎皮質刺激ホルモン放出ホルモン（ＣＲＨ）が生成されるのは、主に視床下部の**室傍《しつぼう》核《かく》**というところです。じつはＣＲＨにはホルモン以外に神経伝達物質としての働きもあり、その場合、**コルチコトロピン放出因子**などとよばれます。室傍核にはＣＲＨを含む神経細胞（ＣＲＨ神経）が多く存在し、その軸索は下垂体以外にも脳内のあちこちに延びています。ＣＲＨの受容体も脳内に広範囲にあり、ＣＲＨはそれらの受容体に働きかけることで、自律神経系を含む神経系あるいは内分泌系に影響を及ぼし、さまざまなストレス反応を誘発できるのです。

ＣＲＨが自律神経系に影響を及ぼす例としては、たとえば動物にＣＲＨを投与すると、副腎の交感神経活動が活発になることがわかっています。このようにＣＲＨというホルモン兼神経伝達物質は「視床下部―下垂体―副腎皮質系」のみならず、「交感神経―副腎髄質系」の起点ともなっているわけです。ストレス時の反応に関わることから、室傍核は「ストレスの中枢」とよばれることもあります。

このように、自律神経系と内分泌系は互いに関わりあいながら、私たちの身体をストレスから守ってくれています。自律神経系の統合中枢とホルモンの分泌中枢が同じ視床下部にあることが、互いの連携を強めているといえましょう。

ストレス時に働く脳の神経は、ＣＲＨ神経ばかりではありません。脳幹のノルアドレナリン神経、視床下部のオレキシン神経（第5章参照）などの関わりも指摘されています。次の項ではそうした神経のひとつ、オキシトシン神経について説明しましょう。

コラム1　コルチゾールと同じもの？　合成ステロイドの作用と副作用

膠原病などさまざまな疾患で合成ステロイドを処方されている方もおられると思います。プレドニゾロンやデキサメタゾンなどの合成ステロイドは、基本的には体内で作られているコルチゾールと同じものです。ただし合成ステロイドのほうがコルチゾールよりかなり強い効果があります。

コルチゾールは血糖値を上げ、免疫を抑えますから、合成ステロイドを用いている場合は高血糖や肥満になりやすく、感染もしやすくなるという副作用があります。ほかにも骨がもろくなったり、気分にむらができたり、うつ気味になることもあります。こういった症状は薬による副作用ですから、自分のせいではありません。そういうふうに考えると、少し気持ちが楽になるでしょうか。

薬として体内に入ってくる合成ステロイドと、体内で作っているコルチゾールと、私たちの脳は区別がつきません。それゆえ外からのステロイド投与が長期にわたって続くと、脳は体内で十分にコルチゾールが作られていると勘違いを起こし、ネガティブフィードバックを介し、コルチゾールを作るのをやめてしまいます。こうなると薬なしではストレスや病に対応できなくなります。自らの判断で、突然ステロイドの服用を中止することは危険なことです。薬を中止してから正常にコルチゾールを作れるようになるまでは、数ヵ月間を要するといわれています。

「安らぎの物質」オキシトシンの2つの誤解

ストレス反応には先述のFight・Flight・Freeze反応に加え、**Tend and befriend response**（**思いやり・絆反応**）といわれる反応もあることが、アメリカの心理学者シェリー・テイラーによって新たに提唱されています。[4-9] この反応は新生仔を育てている哺乳動物の母親で観察されやすく、彼女らはストレスに際し仲間と助け合って仔を守るような行動をとっているわけです。ストレス時に協力し合うのは人間も同じかもしれません。

Tend and befriend responseには、**オキシトシン**の関与が指摘されています。オキシトシンには不安を和らげ、ストレスを抑える働きがあるのです。

オキシトシンの生理作用といえば、教科書的には乳汁分泌作用と分娩促進作用。お産のときに働くホルモンですね。なにゆえ女性のホルモンにストレスを抑える作用があるのでしょう？

ここで、オキシトシンに関する2つの誤解を解いておきましょう。

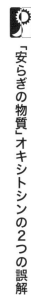

まず、オキシトシンというのは女性に特有のホルモンではありません。たしかにオキシトシンは出産と授乳時に一時的に増えます。しかし通常の状態であれば、男性でも、子どもでも、お年寄りでも、同じように分泌されているのです。

オキシトシンを分泌させる因子としては、授乳と分娩以外に、マッサージなどの触刺激、親しい人との会話、共感などが挙げられています。オキシトシンの研究で知られるスウェーデンのシャスティン・ウヴネース・モベリは、オキシトシンを体内で作られる「安らぎの物質」とよんでいます。[4-10] コルチゾールのストレスホルモンに対して、愛情ホルモンとよばれることもありますね。

もう一点、オキシトシンの働きはホルモンに限りません。神経伝達物質としての働きもあるのです。視床下部にはオキシトシンを含む神経（オキシトシン神経）が多く存在し、その軸索は脊髄の交感神経が出ている部位にも延びています。オキシトシンの投与によって循環反応や性行動など自律神経反応が起きるのはこのためです。[4-11]

オキシトシン神経の軸索は脳内にも広く分布しています。この点で、オキシトシンは副腎皮質刺激ホルモン放出ホルモン（ＣＲＨ）とよく似ていますね。オキシトシンがストレスを抑える仕組みにはいくつかの神経が絡んでいるとみられますが、ＣＲＨを抑える系もあるようです。[4-12~14]

子どもの頃のストレスが、発達や記憶にも関係する？

子どものときの発達環境が、大人になってからのストレス対応力に影響することが、近年わかってきています。たとえば先のテイラーによれば、周囲で言い争いが多かったり、いつも無視されたりするような中で育つと、大人になってからストレスに対応する力が下がり、結果的に成人後の疾病につながりやすくなるというのです。[4-15]

１９９７年にカナダのマイケル・ミーニーらによって行われたネズミの実験は、発達環境とストレス対応力をみる研究の発端になった仕事とされています。[4-16] 自律神経とは関係ありませんが、第6章で紹介する腸管神経系の実験に関係することから、簡単に触れておきましょう。

母親によく世話をされ、育てられた仔ネズミと、母親からあまりかまってもらえなかった仔ネズミを、大人のネズミになってから比較しました。

大人になってから両者にストレスを負荷すると、小さいときに世話をされたネズミのほうがコルチコステロンという副腎皮質ホルモンの分泌が少ないという結果が得られています。つまりこのネズミは負荷された刺激をあまりストレスと感じていない、ストレスに強いということです。

一方、小さいときにかまってもらえなかったネズミは、ストレスに対して過剰にコルチコステロンを分泌します。つまりストレスに大変敏感なわけです。かまってもらえなかったネズミはストレスに弱いだけでなく、記憶の低下もみられたということです。

本章のポイント

・適度なストレスは人生のスパイスである。過度なストレスが続くと心身が疲弊する。
・ストレス時には交感神経系が働く場合と副交感神経系が働く場合がある。
・副腎の交感神経の活動が高まると、副腎髄質からアドレナリンが分泌される。

・ストレス時には瞳孔散大、心拍・血圧・血糖値の上昇、胃腸の動きの抑制が起こる。
・ストレス時の闘争または逃走反応はストレスを乗り越えるのに役立つ。ストレスに対するすくみ反応では身を守ることができる。
・ストレス性の胃潰瘍では、交感神経と副交感神経の活動がともに高まっている。
・副腎皮質ホルモンは、脳のホルモンによっても、交感神経によっても調節される。
・CRHは、視床下部―下垂体―副腎皮質系と交感神経―副腎髄質系を起動させる。
・視床下部オキシトシン神経は、ストレスを抑えるとともに自律神経反応も起動する。
・自律神経系と内分泌系は、視床下部の働きで密接な関係の下に働く。

第5章

喜怒哀楽と自律神経

——怒りや恐怖で、心拍や体温が変わるわけ前章ではストレスと自律神経の関わりについて、脳の視床下部やホルモン分泌（内分泌系）を絡めてお話ししました。ストレスに伴うFight（闘争）・Flight（逃避）・Freeze（すくみ）などの自律神経反応は、ストレスによって引き起こされた怒りや恐れが招いた結果ともいえましょう。

本章では、喜怒哀楽といった情動と自律神経の関わりについて解説します。あわせて、呼吸と生体リズムにおける自律神経の関わりもみていきましょう。

カルガモの雛はなぜ親の後をついて歩く？——刷り込みと愛着行動と情動形成

情動についてお話しする前に、こんな話題から始めてみましょう。雛たちが母親の後を追って歩く、カルガモの親子の散歩を見たことはあるでしょうか。

雛たちはなぜ母親の後をついて歩くのでしょう？　自分の母親だからでしょうか？　卵から孵ったときに最初に見たのが母親だからです。もしも最初に見たのが親鳥ではなくあなたなら、雛はきっとあなたについていくでしょう。

この雛の後追いを見つけたのが、オーストリアのコンラート・ローレンツ（１９０３－１９８９年）です。雛鳥が孵化直後に最初に出会った対象の後をついていくこの行動を**刷り込み**とよびました。刷り込みは生まれながらに生体が持っている行動様式です。

ローレンツが記した動物観察記『ソロモンの指環』を読まれた方もいらっしゃるかもしれません。そこには動物と人間の心の触れ合いが描かれています。20歳のときにこの本に出合った私も、動物に心の救いを求めるようになりました。

わが家では手乗りインコを2羽飼っています。1羽は14歳の老鳥、片足を悪くして飛ぶのも歩くのもやっとです。籠の中に段違いの止まり木を設け、落ちないよう工夫しています。もう1羽は元気いっぱいの3歳。息子から数時間おきに離乳食（？）を与えられて育った2羽は、今でも彼の手から餌をついばみます。

刷り込みという現象は人間ではみられません。ただし特定の人の特徴を弁別し、後追いや抱きつきによって親密な関係を示す愛着行動は、刷り込みに近い生得的な行動とされています。愛着の形成はその人の対人関係の発達の基盤となり、その後の情動形成に深く関わっていきます。

情動とは

新生児の情動は未熟です。「興奮」と「快」と「不快」の3つしかありません。その後、脳の発達に伴い、快は喜びや希望に、不快は恐れや失望などへと分化していきます。2歳頃までには11種類、5歳頃までには大人と同じ17種類の感情を持つといわれています5-1。

喜びに心が弾む、あるいは恐ろしさのあまり鳥肌が立つなど、感情に伴って自律神経活動は変化し、心血管系をはじめとする種々の自律（内臓）機能に変化をもたらします。**情動**という言葉は「感情」の意味で用いられることも多いですが、本来はこうした身体の生理的反応を伴うもののことを言います。小さな子に気持ちをきいても、答えられないことがありますね。そのときは身体の反応に目を向けると、ヒントが得られるかもしれません。

　情動によって私たちは何らかの行動を起こすこともあります。たとえば赤ん坊は空腹で不快に感じると泣いて表現するし、大人は血糖値が下がったことによる不快感から食事を摂ろうとするでしょう。喜んで近寄る、恐れて逃げる、怒って攻撃するなど、情動に伴う行動を**情動行動**あるいは**情動表出**とよびます。こうした行動は自分の立場を仲間に伝え、それに対応する行動を相手に促すという、信号としての働きもあります。

情動は脳のどこで生み出される？——自律神経系・内分泌系・運動系の統合

　さまざまな刺激をもとに、情動や情動行動を起こしているのは脳です。では脳のどこで、情動は生み出されるのでしょう？

　前章に登場したキャノンが活躍する少し前の時代、それを調べた人がいます。ドイツのフリードリヒ・ゴルツ（1834－1902年）という人です。彼がイヌの脳の表層（大脳新皮質に相当する部分と思われる）をとり除いてみたところ、イヌは以前と同じように吠えて怒ることができました。そのことからゴルツは、感情の発現に重要なのは脳の表層ではなく、脳の奥にある領域と推測しました。

　脳の表層をとり除いたイヌは、怒るといっても、かみつくなど、相手を攻撃するわけではありません。5-2つまり「怒りの対象が存在しない怒り」なのです。そのような怒りを、キャノンは**見か**

けの怒りとよびました。

キャノンの弟子がネコの脳の表層とともに間脳もとり除いてみたところ、「見かけの怒り」は起きなくなりました。**間脳**というのは脳幹より上に位置する部分、すなわち視床と視床下部などを指します。こうして「見かけの怒り」が間脳で生み出されることがわかったのです。

1920～1930年代、ネコの脳の視床下部を電気で刺激するだけで、実際に「見かけの怒り」を誘発してみせたのはスイスのウォルター・ヘス（1881-1973年）です。視床下部を刺激されたネコの瞳孔は大きく開き、毛は逆立ち、爪や歯をむき出して唸ります。いかにも怒っている様子ですよね。このときネコの体内では、自律神経系と運動神経系、さらには内分泌系という3つの経路を介し、いろいろな反応が起きています。

自律神経系を介する反応としては、瞳孔の散大、血圧の上昇、胃腸管の運動や血流の抑制、骨格筋の血流の増加など（図5-1）。内分泌系を介する反応としては血糖値の上昇など。そして運動神経系を介する反応としては呼吸の増加など。ヘスはこれらの生体反応を**防衛反応**、防衛反応を起こす視床下部の部位を**防衛部位**と名づけました。防衛反応はキャノンの「闘争または逃走反応」と同じと考えていいでしょう。防衛部位を破壊すると、防衛反応は起きません。

循環などの自律（内臓）機能と呼吸などの運動機能が視床下部で統合的に調節されていることを明らかにした功績により、ヘスは1949年にノーベル生理学・医学賞を授与されています。

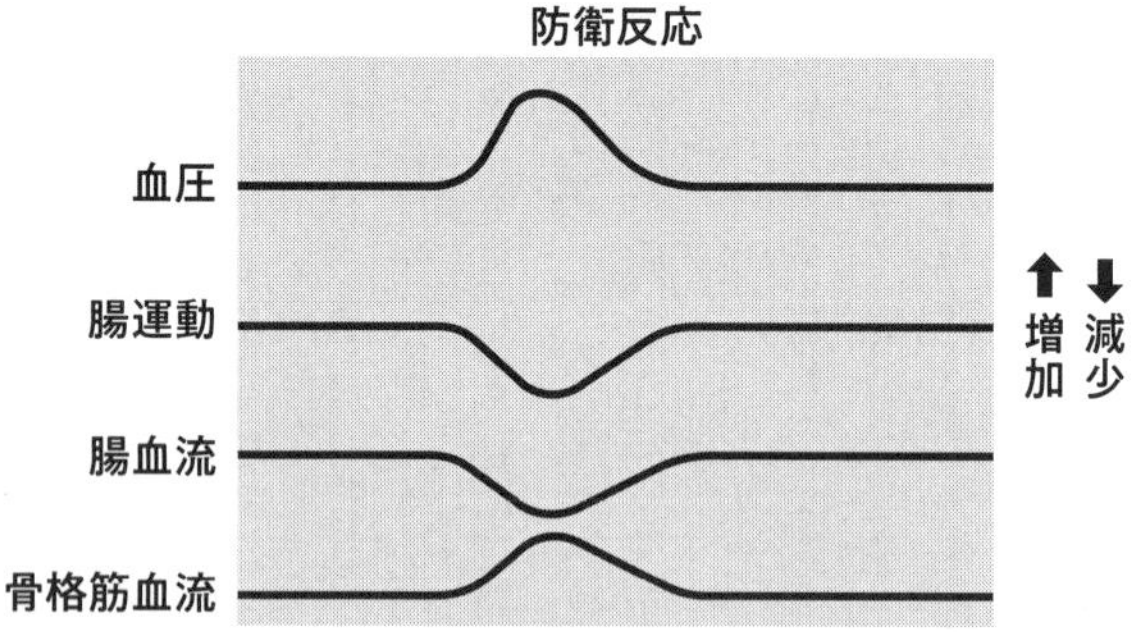

図5-1　防衛反応における自律機能の調整
ネコで視床下部の防衛部位を電気刺激すると、瞳孔が開いて毛が逆立ち、爪や歯をむき出しにして唸る（見かけの怒り）。このとき血圧の値と骨格筋の血流量は増加し、腸の運動や血流量は減少する（防衛反応）

自律神経という観点からみれば、ヘスは、自律神経の働きを統合している場所（中枢）が視床下部にあることを立証したといえましょう。

視床下部というのは長さ6㎜ほど、重さは4gほどの小さな部位です（図5－2）。動物の種を通じて同じような大きさですが、ヒトでは大脳新皮質が発達しているために、視床下部の占める割合は脳重量全体の0・3％にすぎません。わずかな領域ですが、自律神経、ホルモン、運動神経の3つの協調的調節がここで行われているわけです（図5－3）。

視床下部にはヘスの防衛部位以外にも、さまざまな情動や本能行動を起こす部位があります。また、生体の恒常性維持（ホメオスタシス）においてももっとも重要な役割を果たしています。解剖学的に外部から損傷を受けづらい脳のもっとも奥に位置しているのは、その重要性のためかもしれ

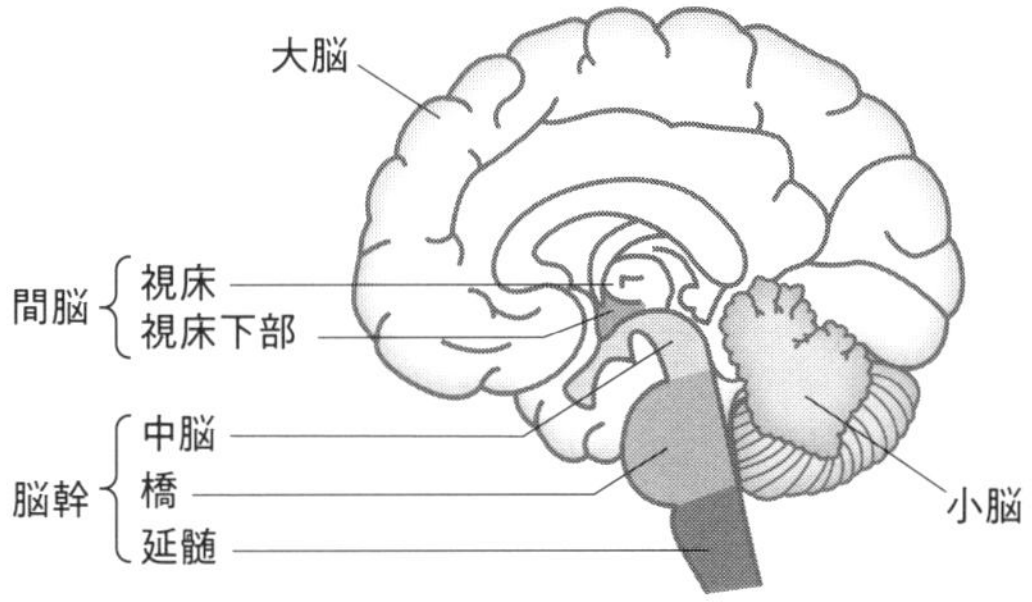

図5-2　視床下部の場所

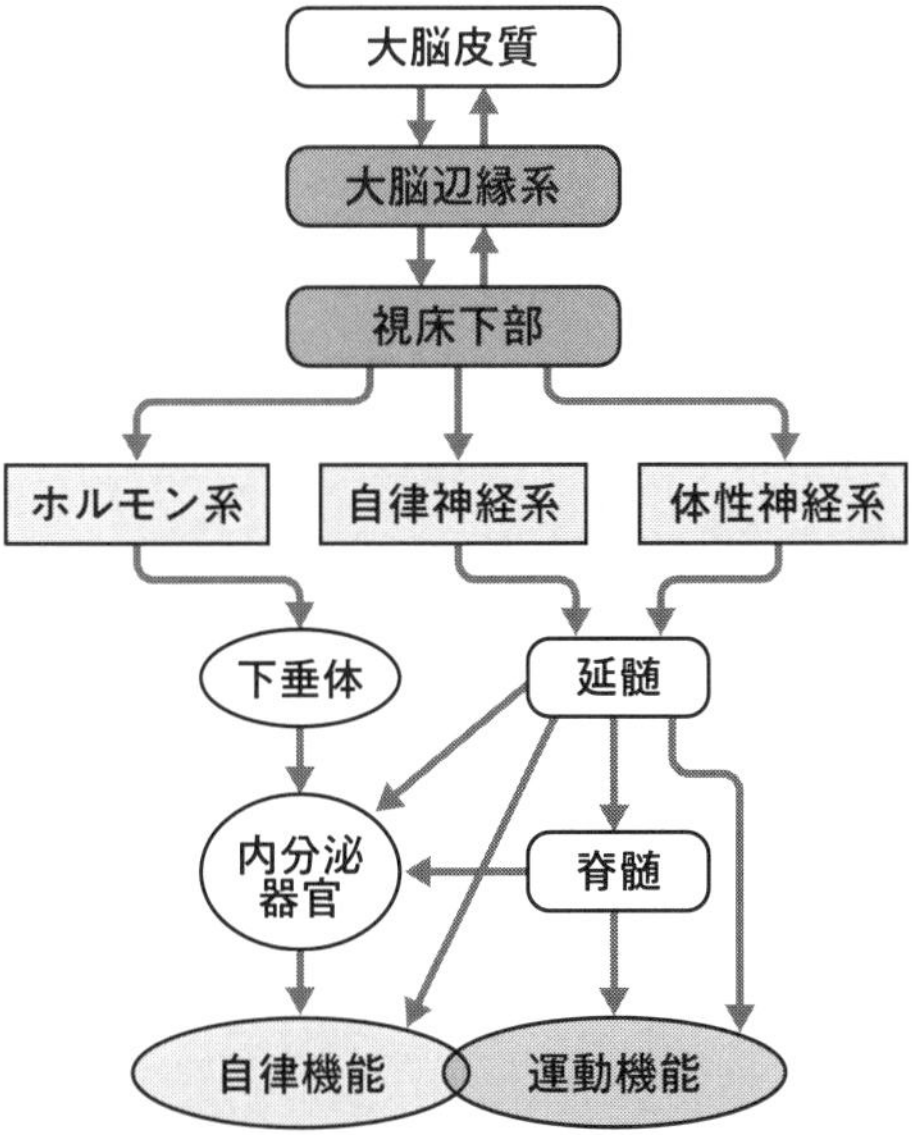

図5-3　脳が自律神経・ホルモン・運動神経を調整する仕組み
視床下部が自律神経系をはじめ、ホルモン分泌や体性神経系の活動も調整している

ません。

視床下部には体内リズムの形成に関わる部位もあります。これについては章末でお話ししますね。

「快」と「不快」を感じる仕組み

情動を起こす視床下部の部位について、もう少しみていきましょう。

皆さんは「快」を感じる場所が脳内にあることをご存じでしょうか？

そのような場所は視床下部の外側部にあります。ネズミのこの部位に電極を埋め込み、電気を流してやると、ネズミはもっと電気を流してくれと電流が流れるスイッチを何度も押して催促するようになるのです。その場所を刺激されると気持ちがいいのでしょう。こうした「快」を感じる部位は**報酬系**とか**快中枢**とよばれています。

報酬系は摂食や飲水、性行動などの本能を誘発する部位と重なることがわかっています。[5-3] 本能が満たされると幸せに感じるのは、このためですね。

視床下部には「不快」を感じる場所もあります。こちらは**嫌悪系**とか**懲罰系**といった名前がついています。嫌悪系は視床下部の内側部にあり、ネズミのこの部分に電気を流すと、ネズミは電気刺激を回避するようになります。気持ち悪いのでしょうね。嫌悪系はヘスの防衛部位と重なるようです。

防衛部位の活性化によって「防衛反応」あるいは「闘争または逃走反応」が誘発されることは前述しました。その鍵を握っているのが、防衛部位に存在する**オレキシン神経**であることが近年指摘されています[5-3]。

オレキシン神経とは、オレキシンという神経伝達物質を含む神経。この神経が室傍核や中脳など脳内の広い範囲に働きかけることで、防衛反応時の自律神経反応の誘発に関わっているようなのです。オレキシン神経が、前章に出てきたCRH神経を活性化させることで、自律神経反応や内分泌反応を誘発している可能性も指摘されています[5-4]。

自律神経の活動は感情によって左右される

視床下部とともに、情動の発現に大きな役割を果たしているのが**大脳辺縁系**です。そのことから大脳辺縁系は**情動脳**ともよばれ、実際にその時々の感情に応じて適切な情動行動をとることができるのは、上位の大脳辺縁系で統合された指令が視床下部を制御しているためです（図5−3参照）。先ほどの報酬系は視床下部以外にも存在し、視床下部より上位の脳では大脳辺縁系と大脳新皮質、視床下部より下位の脳では脳幹に認められています。

褒められた快感をもとに勉強するなど、報酬系は人にやる気を起こさせる一方、薬物などによっても刺激されます。薬物依存症をはじめとするさまざまな依存症が生みだされるのは、コカインや大麻などが脳内の報酬系に作用するためです。

大脳辺縁系の**扁桃体**《へんとうたい》とよばれるところは、情動の要となる場所です。

とりわけ、扁桃体が「恐れ」に関与しているというデータは数多くあり、ネコでは扁桃体が刺激されると防衛反応を誘発できるし、ヒトでも扁桃体が刺激されると怒りや恐怖感が呼び起こされるようです。逆に、扁桃体が損傷されると恐怖感はなくなるといいます。扁桃体を壊されたサルの例では、物事の危険性を認識できなくなり、噛みつかれたヘビにさえも近づいてしまうそうです。ヒトでも扁桃体損傷により、相手が怒っているのか、悲しんでいるのか、わからなくなるといいますから、危険なことですね。

扁桃体には交感神経活動を促し、副交感神経活動を抑える部位があることがわかっています⬇5-5。不快な刺激の場合はこの部位の活動が高くなるようです。

扁桃体では外部からの刺激が報酬性（快）か嫌悪性（不快）のどちらに相当するかという判断もなされると考えられています⬇5-3。この判断に基づいて視床下部の報酬系または嫌悪系のどちらかが活性化され、自律神経反応を含めた情動行動が起こるようです。扁桃体での判断には、その人の過去の体験や記憶が影響するでしょう。過去においしくないと思った食べ物を「嫌い」と感じてしまうのはこのためと思われます。

扁桃体を含む大脳辺縁系は、大脳新皮質のように人間で特別に発達した部分ではなく、進化的には古い脳に属します。ウサギやネコなど動物にも同じようにある場所ですから、動物にも好きや嫌い、怖い、嬉しいなどの感情があるわけです（写真）。オオカミなどにある深い情愛は、『シートン動物記』をはじめとする多くの書物で描かれています。

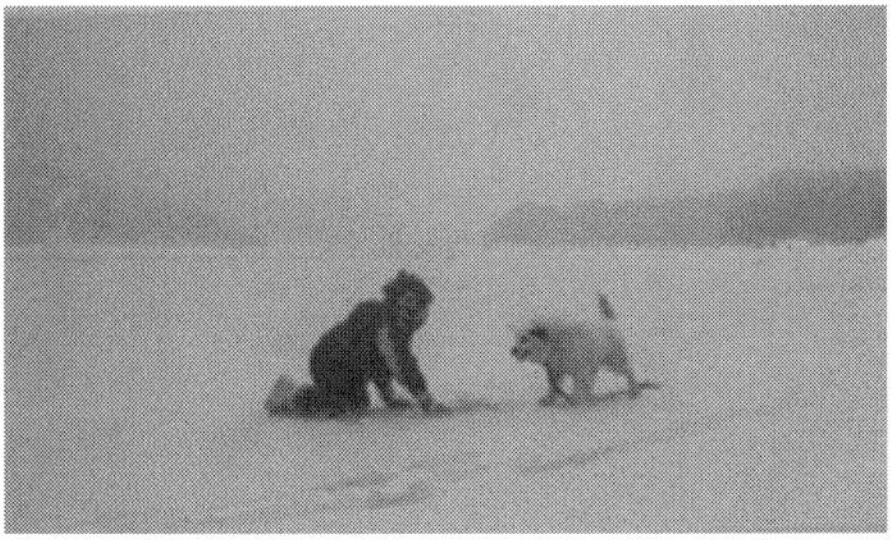

イヌは友達

大脳辺縁系を介する情動行動は、動物とヒトで大きく違いませんが、ヒトの情動は複雑です。これは、ヒトでは大脳新皮質が発達しているためです。外部からの情報は扁桃体に送られるとともに大脳新皮質へも送られます。大脳新皮質にも情動に伴って自律神経の活動が促される場所があることがわかっています[5-5]。大脳新皮質から大脳辺縁系のさまざまな部位へ情報が送られ、大脳辺縁系からも大脳新皮質に情報がいきます。こうして高次の情動がつくられるとともに、そうした情動に基づいた自律神経反応を含むさまざまな生体反応が誘発されるのです。

私たちは怒ったり、喜んだりすることによって、心拍が上がったり、体温に変化が現れたりします。たとえば怒ると心拍や体温は上がり、嫌悪を感じると心拍や体温は下がります[5-6、7]。怖い思いをすると「血の気が引く」ともいいますね。これらも大脳新皮質あるいは大脳辺縁系の情報が視床下部に伝えられた結果、自律神経系を介して内臓機能に変化が出ているのです。

第1章でお話ししたように、交感神経と副交感神経そのものは、脳幹あるいは脊髄から出ています。しかし情動の例にみるように、自律神経の活動は脳に強く支配されます。大脳新皮質にも、大脳辺縁系にも、視床下部にも、脳幹にも、自律神経活動を変えられる部位があり、自律神経活動に基づく内臓機能は、脳のそれぞれの情報を受けて、上位の脳から下位の脳へ向けて段階的に調節されているといえましょう。

運動神経と自律神経が関わる呼吸

情動は自律機能のほかに運動機能にも影響します。たとえば不安になると、呼吸が速くなったりしますね。呼吸は運動機能のひとつなのです。

私たちは無意識のうちに息をし、無意識のうちに心臓は鼓動をうっています。呼吸も鼓動も同じように無意識に行われるのに、なぜ血圧や心拍は「自律機能」といわれ、呼吸は「運動機能」といわれるのでしょう?

その答えはそれぞれの機能に関わっている筋肉と神経の違いにあります。

第1章でお話ししたように、心臓の筋肉である心筋は**不随意筋**でしたね。不随意筋の収縮は自律神経が担っています。

一方の肺を広げている筋肉は**随意筋**です。随意筋というのは手や足の筋肉と同じ骨格筋のことでしたね。骨格筋の収縮を担っているのは運動神経ですから、呼吸は運動神経の働きによって行われているわけです。


運動神経の働きによって呼吸が行われる仕組みとはどういうものでしょう？

安静時の呼吸をするうえで、もっとも重要なのは**横隔膜**という筋肉。この筋肉は胸とおなかの間にあり、筋肉が収縮すると、肺の下側が引っ張られ、そのことによって肺が広がり、広がった肺に外部から空気が流れ込むのです。横隔膜が緩むと、肺は元の大きさに戻り、二酸化炭素を多めに含んだ空気が肺から外に出ていきます。こうして横隔膜の収縮と弛緩を繰り返すことによって、私たちは息をしているわけです。

横隔膜につながっている神経は、**横隔神経**という運動神経。この神経の活動が高まると横隔膜は収縮できます。横隔神経は頸髄から出ているため、頸髄損傷の度合いによっては自発呼吸ができなくなってしまうのです。

横隔神経は意識的制御のきく随意神経ですから、私たちは呼吸をある程度は調節できます。たとえば、ほんの一瞬なら息を止められますね。呼吸を速めることも遅くすることもできるでしょう。これに対し、自律神経は不随意神経ですから、心臓の鼓動は一瞬たりとも止められません。

意識的制御のきく呼吸ですが、意識して呼吸をしている人はほとんどいないでしょう。呼吸を一瞬なら止められても、ずっと止め続けることもできません。これは呼吸が自動的に制御されているため。呼吸の自動制御は脳幹の延髄で行われています。夜寝ている間も、生まれたばかりの赤ん坊でも呼吸ができるのは、延髄で呼吸を自動制御しているためです。

ストレスなどで心身の不調に陥りやすい人が増えていった昭和の時代の、解剖学者・三木《みき》成夫《しげお》（1925－1987年）は、歌ったり、おしゃべりしたりすることが、息詰まりの解消につながると述べています[5-8]。

なぜでしょう。もう一度、横隔膜の特徴をみてみましょう。

横隔膜は運動神経が支配する骨格筋でしたね。骨格筋は一般の内臓の筋肉である平滑筋に比べて疲れやすいという特徴があります。手足は疲れたら休めることができます。でも横隔膜は生きている限り動かし続けねばなりません。安静時でも働いているのに、根を詰めて浅い呼吸ばかり続けていると、横隔膜は疲労してしまうでしょう。そのようなときは、肩肘の力を抜いて、横隔膜の余分な張りをとってあげるのがよいといいます。横隔膜を休めるためには、息を吐く時間をしっかりつくってあげればよいのです。

声を出すというのは、息を吐くことが原動力となっています。それゆえ、歌やおしゃべりは理想の息抜きといえましょう。歌う際には腹筋も使いますね。腹筋を使って歌っている間（息を吐いている間）は、横隔膜は少し休めるのです。

田植えから稲刈りまで、かつては歌声に合わせて仕事をしていたといいます。心身の健康を保つために、私たちの祖先が長い歳月をかけて身につけた知恵なのかもしれません。

現代社会は休む間もなく情報が飛び交う時代です。情報に翻弄され、呼吸が浅くなっている人は、三木が呼吸について述べた時代より遥かに多いことでしょう。たまには目と頭と横隔膜を休めると、不調はとれるかもしれません。座禅による呼吸法、ゆっくりと吐く呼吸が推奨されるのも、横隔膜の張りをとってあげる意味合いがあるのでしょう。[5-9]

呼吸という機能に自律神経は関係しないのでしょうか？

そんなことはありません。自律神経もしっかりと関わっています。肺の状況や酸素の不足など、片時も休むことなく情報を延髄まで伝えているのは内臓求心性線維という自律神経の求心性神経です。

息を吸い過ぎることもなく、吸った後に必ず吐くのは、内臓求心性線維と呼吸を司る延髄の働きがあるからです。また酸素が足りない状況下で呼吸数を増やし、体内の酸素濃度を一定に保っていられるのも内臓求心性線維と延髄の働きによります。内臓求心性線維の働きについては第6章で解説しますね。

不自然な呼吸法を行っていると、気分が悪くなることもあるでしょう。これは肺の内臓求心性線維や延髄の働きを無視しているためと思われます[5-9]。呼吸法は自分に合ったリズムがいいですね。

ストレスなどで交感神経の活動が高まっているとき、深い呼吸をすると気持ちがやわらぎます。これは、ゆっくり息を吐くことで心臓の副交感神経活動が高まるためでしょう。心と呼吸はつながっているのです。

朝陽を浴びると体内時計は補正される

第1章で体内リズムの話をしました。自律神経との関わりをみる前に、睡眠と覚醒のリズムについてお話ししましょう。

皆さんは毎朝どうやって起きていますか？　なんとなく自然に、それとも目覚まし時計の鳴る音で起きているでしょうか。小鳥のさえずりや朝の陽ざしなど、その時々かもしれませんね。

今から60年ほど前、光の届かない洞窟で寝泊まりして、決まった時間に起きられるかどうかを調べた人がいます。ドイツのユルゲン・アショフ（１９１３－１９９８年）という人です。もちろんテレビやスマホ、時計など、時間を知る手がかりはありません。数週間泊まり込んでわかったのは、時間と光の情報がなければ、起きたり寝たりする時間が毎日少しずつ遅くなっていくということでした。こうして人間のもっている体内時計が24時間よりわずかに長いことが明らかにされたのです[A、B]。

本来の体内時計が24時間より少し長いとはいえ、私たちは24時間という地球のリズムに合わせて生活しています。それは動物たちも同じです。おそらく24時間というリズムを刻んだほうが、地球上で生きていくうえで都合がいいのでしょう。自身のリズムを地球のリズムに合わせる際にもっとも重要となるのが、太陽の光です。朝陽を浴びることによって、私たち生き物の体内時計は24時間に補正される仕組みになっているのです。

動物たちと違って、人間は朝陽よりも時計の時刻にあわせて起きているかもしれません。しかし時計の時刻は、必ずしも日の出と一致しません。夏の朝6時といえばすでに日は高く昇っていますし、冬の朝6時はまだ真っ暗。夏は早めに目覚め、冬は目覚めが遅くなるのは、光にあわせるシステムが私たちの体に備わっているためでしょう。動物たちのように光にあわせて寝起きすると、体調の回復がはかれるかもしれません。

血圧、心拍、体温、呼吸……脳と自律神経が調整する体内リズム

朝陽によって体内リズムが補正されるメカニズムについてみていきましょう。体内リズムを24時間に補正しているのは脳です。目から入った光の情報は、脳の視床下部の**視交叉上核**というところに達すると、補正が行われます。

視交叉上核でつくられた24時間のリズムは、神経やホルモンを介して全身に届けられ、さまざまな生理機能にも反映されます。その結果、第1章でみたように血圧や心拍、体温には、日中は

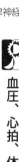

高く、夜間は低くなるというリズムがあるわけです。

血圧や心拍を例に、少し詳しく説明しましょう。

視交叉上核からは脳内の広い範囲に神経が延びています。よく知られているのは、視交叉上核から視床下部の室傍核を経由し、交感神経の節前線維が出ている脊髄に至る経路。この経路を介して、交感神経系には日中に高く、夜間に低くなるというリズムができると考えられています。心臓や血管にいっている交感神経活動が日中高まると、血圧や心拍も日中高くなるわけです。なお、心筋梗塞など血管系の病気が午前中に集中しやすいのは、心臓の交感神経活動が明け方から午前中にかけて急激に上がることと関連があるといわれています。5·10

夜間に交感神経活動が下がることは、体温の恒常性を維持するうえで重要です。皮膚の血管を支配している交感神経の活動が下がると、皮膚の血管は拡張し、熱が逃がされ、体温は下がり気味になります。日中の代謝亢進や身体活動で高まった体温は、夜、寝ている間に平常時に戻されるわけです。

夜間に交感神経の活動が下がることは、呼吸にも影響します。気管支筋に分布する交感神経には気道を広げる働きが、副交感神経には気道を狭める働きがあります。夜間に交感神経活動が下がり、副交感神経活動が高まると気道は狭まり、喘息の持病がある場合には息が吸いづらくなったりします。喘息の発作が夜間から明け方にかけて起こりやすいのは、次の項でお話しする副腎皮質ホルモンとの関連性も指摘されています。

ホルモンの分泌リズムを調整する自律神経

ホルモンの分泌リズムにも自律神経は関わっています。第4章でとりあげた副腎のホルモンを例にみましょう（第1章・図1－3参照）。

交感神経に支配されている副腎髄質の場合、そこから分泌されるアドレナリンは交感神経活動と同じようなリズムを示します。つまり日中は高く、夜間は低くなります。血中のアドレナリンとノルアドレナリン濃度を測定すると、もっとも低くなるのは午前3時頃、もっとも高くなるのは午前9時頃のようです[5-10]。

副腎皮質から分泌されるコルチゾールも、朝の早い時間帯に分泌が増えます。こちらのリズムに関してはおもしろいことがわかってきています。第4章で述べたように、ストレス時に分泌されるコルチゾールなどの糖質コルチコイドは、脳のホルモンによって調節されています。ところがストレスと無関係に周期的に分泌される糖質コルチコイドに関しては、脳のホルモンではなく、視交叉上核から交感神経を経由する系が関わっていることが指摘されているのです[5-11]。つまり副腎皮質ホルモンの分泌は交感神経によっても調節されているのです。

コルチゾールには炎症やアレルギー症状を抑える働きもありましたね（第4章参照）。先に触れた喘息に加え、花粉症やアレルギー性鼻炎などアレルギー症状が早朝にひどくなるのは、視交叉上核と交感神経を介して分泌される糖質コルチコイドが、免疫系を制御するためと考えられています[5-12～14]。

コルチゾールの分泌が朝増えるのは、食事とも関連がありそうです。通常、寝ている夜間は食べないので、朝は血糖値が低い状態です。コルチゾールには血糖値を上げる働きがありますから、血糖値の低下を補うべく朝に分泌が増えるのでしょう。実際、夜間に栄養を補給した例では、コルチゾールの早朝のピークがなくなることが報告されています[5-15]。

交感神経によって調節されるもうひとつの大事なホルモンは**メラトニン**です。いわゆる睡眠ホルモンともよばれますが、これはメラトニンが夜に分泌され、いくらか眠くなる作用があるからです。体温を下げ、体内リズムを補正する作用もあります。

メラトニンは、脳内の**松果体**というところで作られています。松果体には交感神経がつながっているので、メラトニンの生成も交感神経によって調節されるわけです。

メラトニンの生成を遮るのは強い光です。これは松果体への交感神経の働きかけを、光が抑えるためです[5-16,17]。デジタル機器が発するブルーライトは夜間のメラトニンの分泌を抑え、不眠の原因となりえます[5-18]。眠れない場合はスマホをベッドに持ち込まないのがいいですね。

メラトニンの分泌が下がる朝、私たちは自然と目を覚まします。年をとると目覚める時間が早くなるのは、メラトニンの分泌の時間帯が前へシフトするためと考えられています。年をとると睡眠も浅くなりがちですが、これはメラトニンの量が減るためかもしれません[5-17]。認知症の患者さんは昼夜の区別がつかないことがありますが、これもメラトニンの分泌リズムに変化が生じているためともいわれます。できるだけ朝陽を浴び、日中に身体を動かすのがいいですね。

近年わかってきたのは、体内リズムを整えるうえで食事がとても重要ということです。夕飯から朝食までは間食せず、炭水化物を主食とする朝食をとることが、体内リズムを整える秘訣といわれています。[5-19] もちろん他の栄養素、牛乳やヨーグルトなどのたんぱく質も大切ですね。

食事の情報がどのような経路でリズム調節に関わっているかは定かでありませんが、消化管には独自の体内時計があることが指摘されています。[5-20] その消化管からの情報は、次章で述べる自律神経系の求心性神経あるいは腸管神経系によって視交叉上核に届けられるとともに、さまざまな内臓機能にも影響を及ぼすようです。不規則な食事は、次章で述べる機能性消化管障害の誘因となることが示唆されています。朝陽と朝食、睡眠が体調を整える鍵となりそうです。

本章のポイント

- 脳の視床下部は、自律神経、ホルモン、運動神経の働きを調整する。
- 大脳辺縁系と視床下部は、情動の発現に重要である。

- 視床下部には報酬系と嫌悪系の中枢がある。
- 情動の要である扁桃体は、自律神経活動を調節している。
- 呼吸には運動神経と自律神経が関わっている。
- 生物にはおよそ24時間周期の体内リズムがあり、朝陽によって24時間に補正される。
- 自律神経活動にも体内リズムがあり、交感神経の活動は日中に上がり、副交感神経の活動は夜間に上がる。
- 体内リズムに関係するメラトニンは、交感神経の活動によって分泌が調節される。
- 規則正しい食事は体内リズムを整える。

第6章

内臓の情報を伝える自律神経

――新たにみつかった「第三の自律神経」とは

私たちは自分の意思で手足を自由に動かせる一方で、手足の感覚もあります。第1章で述べたように動かすほうは体性神経系の遠心性神経（中枢から末梢へ情報を運ぶ神経）、感じるほうは体性神経系の求心性神経（末梢から中枢へ情報を運ぶ神経）による働きです。

自律神経系にも内臓の働きを調節する遠心性神経と、内臓からの情報を伝える求心性神経がありましたね（第1章・図1－1参照）。これまで交感神経と副交感神経という遠心性神経の働きを中心にみてきましたが、本章では内臓求心性線維という求心性神経に焦点をあてましょう。「第三の自律神経系」といわれる腸管神経系についてもみていきます。

"さまよえる"神経？　副交感神経の5つの種類

内臓求心性線維の話に入る前に、まずは副交感神経の解剖を振り返りましょう。

第1章でも紹介しましたが、副交感神経は脳幹と仙髄から出ています。脳幹から出ている副交感神経は4種類、仙髄から出ているのはひとつです。これまで、この5種類を「副交感神経」という名で一括りにしてきましたが、各々についてもう少し詳しくみてみましょう。

脳幹から出ている副交感神経を、**動眼神経**、**顔面神経**、**舌咽神経**、**迷走神経**といいます（第1章・図1－8参照）。これらの神経は体性神経線維と自律神経線維の両方を含んでおり、つまり体性神経としての働きも担っています。たとえば動眼神経は瞳孔を収縮させる副交感神経を含んでいますが、主な働きは運動神経として眼球の運動を調節することです。それゆえ動眼神経とよばれるのでしょう。顔面神経と舌咽神経はどちらも唾液や涙の分泌を促す副交感神経を含み、前者はさらに顔の表情を動かす運動神経や味覚を伝える感覚神経を、後者は嚥下に関わる運動神経や味覚などに関わる感覚神経を含んでいます。迷走神経については次の項目で説明しますが、心臓や気管支、消化管や肝臓、膵臓など、胸部と腹部の臓器の調節に関わる副交感神経です。

仙髄から出ているほうの副交感神経は**骨盤神経**といいます。こちらは直腸や膀胱、生殖器など骨盤腔内の臓器の調節に関わっています。

こうしてみると、首から下、お腹までの臓器を支配しているのが迷走神経という副交感神経であることがわかりますね。迷走神経の英名はvagus nerve、vagusはラテン語の「さまよえる」を意味します。その名の通り、脳神経の中でもっとも長い迷走神経は枝分かれが多く、胸部と腹部の内臓に網の目のように延びているのです。この迷走神経で内臓求心性線維は見つけられていくことになります。

内臓の情報を伝える神経

自律神経に求心性のものが含まれていることを1933年に初めて示したのは、イギリスのエードガー・エードリアンです（写真）。エードリアンはネコの迷走神経の電気活動を記録している際に、それが心拍や呼吸と同期していることに気づきました。

エードリアンの研究の前までは、自律神経としての迷走神経の働きといえば、内臓全般の運動

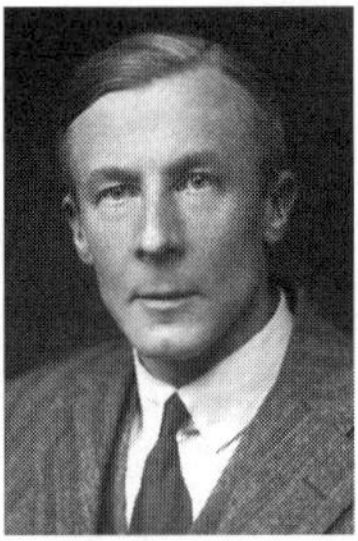

エドガー・エードリアン
〔1889−1977年〕

や分泌を調節すること。これは遠心性神経である副交感神経としての働きですね。エードリアンの研究で新たにわかったのは、この同じ迷走神経に、心臓や肺からの情報を伝える線維も含まれていること。それ以降、中枢（脳または脊髄）から出て、内臓を調節するほうの迷走神経線維は**迷走神経遠心性線維**、内臓の情報を中枢に伝えるほうの迷走神経線維は**迷走神経求心性線維**といわれるようになりました。迷走神経遠心性線維に相当するのがいわゆる副交感神経であり、その働きはこれまでみてきたように交感神経と拮抗することで知られます。迷走神経求心性線維にあたるのが**内臓求心性線維**、**内臓感覚神経**とよばれることもあります。

迷走神経はじつのところ大部分が求心性線維です。そのことが判明したのは1957年、イタリアのエミリオ・アゴストニ（1929年〜）という人がネコの腹部の迷走神経を調べ、3万1000本のうちの90％が求心性であることを確認しました。[6-1] 腹部の内臓を動かすより、その状況を知ることのほうが大切なのかもしれませんね。

迷走神経という1本の神経の束に、求心性と遠心性という両方向性の自律神経線維が含まれているわけですが、もう少し細かいことをいうと、先に述べた動眼神経、顔面神経、舌咽神経のように体性神経線維も若干含まれています。さらに厳密なことをいうならば、遠心性の自律神経線維には交感神経性のものもわずかに含まれています。[6-2] 本書で迷走神経という場合には、主な構成要素である副交感神経あるいは内臓求心性線維を指しています。

内臓求心性線維を含んでいるのは迷走神経だけではありません。迷走神経を通る内臓求心性線維がもっとも広い範囲の内臓感覚に関わっていますが、それ以外の副交感神経や交感神経にも求心性線維はあるのです（第1章・図1－8参照）。動眼神経と顔面神経と舌咽神経に含まれる求心性線維は臓器側から脳幹に、骨盤神経と交感神経を通る求心性線維は臓器側から脊髄に情報を伝えています。

内臓求心性線維はどのような情報を中枢に伝えているのでしょう？

たとえば食物によって胃や十二指腸が機械的あるいは化学的に刺激されると、そうした情報は迷走神経求心性線維（内臓求心性線維）によって脳幹まで運ばれます。その結果、反射性に迷走神経遠心性線維（副交感神経）の働きによって消化管の運動が促されるわけです。

胃から出ている内臓求心性線維には、迷走神経を通るものの他に交感神経を通るものもあります。迷走神経を通る線維は、胃袋の伸展具合や温度、pHといった情報を脳幹に運び入れ、交感神経を通る線維のほうは胃の過度の伸展による不快感や痛みの情報を脊髄に運んでいるとされます。

心臓から出ている内臓求心性線維にも、迷走神経を通るものと交感神経を通るものがあり、迷走神経を通る線維は心臓の収縮具合や心臓の圧の変化などを脳幹に伝えています。これに対して交感神経を通る線維は、心臓の痛みや不快感といった情報を脊髄に運んでいるとみられます。

このように胸腹部の内臓感覚に関しては、生理的な情報はおもに迷走神経を通る内臓求心性線維によって、痛みの情報はおもに交感神経を通る内臓求心性線維によって中枢に運ばれる、そう考えていいでしょう。


内臓求心性線維が運ぶ感覚には、「意識できるもの」と「意識できないもの」があります。

意識できない内臓の感覚としては、瞬時に変わる血圧や血中の酸素濃度、体液の塩分濃度など。内臓感覚のほとんどは意識にのぼりません。刻々と変動するこれらの情報をいちいち意識していたら、私たちの身が持たないのでしょう。

ありがたいことに内臓求心性線維は無意識のうちにこうした情報を中枢に伝え、脳は勝手に情報を処理し、内部環境が一定に保たれるように調節してくれているのです。

意識できる内臓の感覚としては、満腹感、空腹感、喉の渇き、内臓の痛みなど。このうち腹部膨満感、空腹感、飢餓感、胸焼け、吐き気などの感覚には、迷走神経と交感神経を通る双方の内臓求心性線維が関わっていることが報告されています。⬇6-3こうした情報は脳幹や脊髄に運ばれ、最終的に大脳新皮質に届けられることで、私たちの意識にのぼるところとなります。

排尿に至るまでの神経と筋肉の見事な仕組み

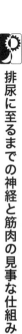

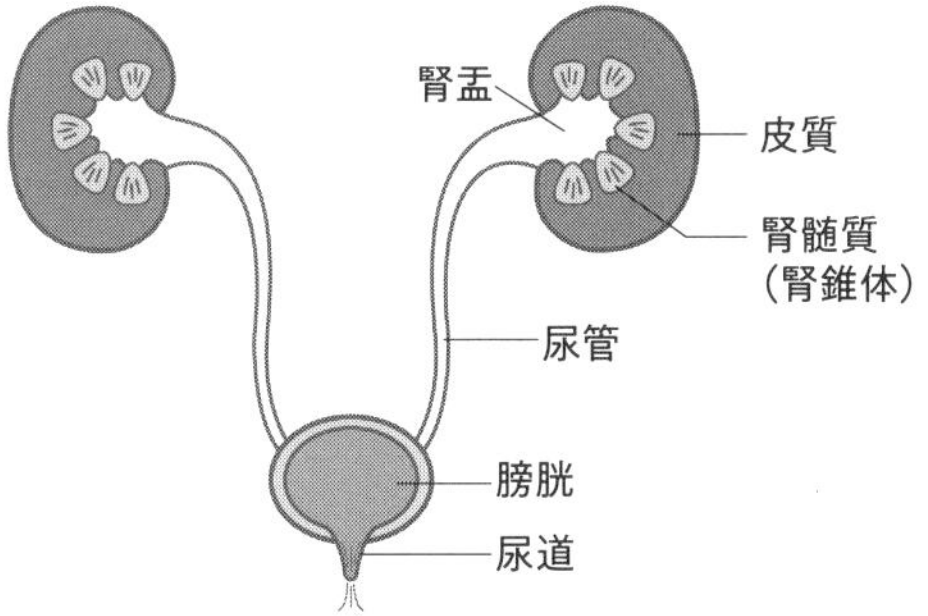

図6-1　尿がつくられる仕組み
血液をもとにして腎臓で原尿がつくられ、そのほとんどは血液に戻されるが、原尿のわずか１％が尿管を通って膀胱に溜められる

意識できる感覚のひとつに尿意があります。膀胱に尿が溜まる感覚ですね。この情報を膀胱から脊髄に届けているのが骨盤神経を通る内臓求心性線維です。**骨盤神経求心性線維**ともいいます。尿意が生じる仕組みについて解説する前に、尿が生成される仕組みから話を始めましょう。

皆さんは尿がどこで、何から作られているかをご存じでしょうか？

尿は血液をもとに腎臓で生成されています（図6－1）。1日に150ℓもの尿のもと（原尿）がここでつくられるのです。そう考えると腎臓は忙しい臓器ですよね。腎臓が働かなくなると、尿はつくれません。その場合は透析装置が腎臓の役割を果たすことになるのです。

原尿のほとんどは血液に戻され、最終的に原尿のわずか1％だけが尿管を通って膀胱に溜められていきます。このような面倒な過程を経て尿が作られるのは、

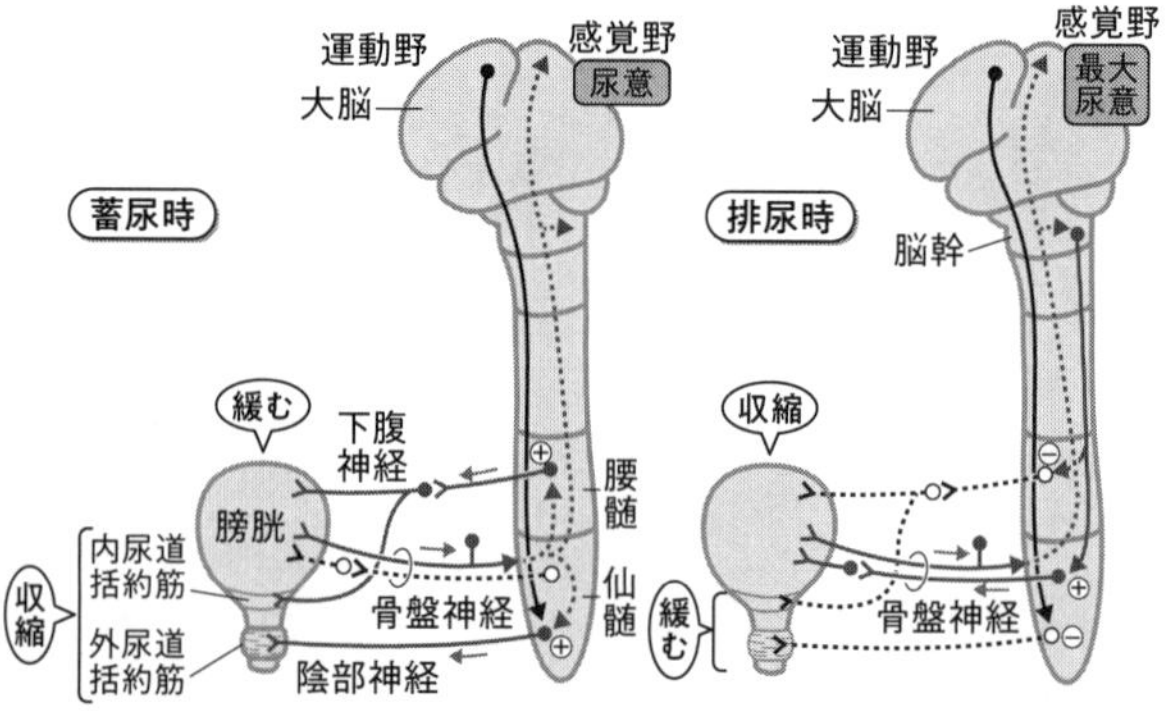

図6-2　蓄尿・排尿にかかわる筋肉と神経

膀胱を覆っている排尿筋、膀胱と尿道のつなぎ目にある内尿道括約筋と外尿道括約筋、3つの筋肉が関わっている。外尿道括約筋は運動神経に支配されているため、排尿・蓄尿を意識的に制御できる

有益なものを極力体内に残し、本当に不要なものだけを尿として排出するためです。

膀胱に尿が溜まっていく過程を**蓄尿**といいます。通常、膀胱には300〜500㎖の尿が溜められるのですが、200〜300㎖ぐらい溜まると、私たちの意識にのぼるようになります。これが尿意です。膀胱が尿で満たされ、尿意が高まると、尿は尿道から一気に排出されます。こちらの過程が**排尿**です。

蓄尿と排尿には3つの筋肉が関わっています。3つの筋肉を排尿筋、内尿道括約筋、外尿道括約筋とよんでいます。

排尿筋とは膀胱を覆っている筋肉のこと。この筋肉が収縮すると、水が入った風船が縮むように、中の尿を排出できるのです。排尿筋は平滑筋つまり不随意筋に相当するので、ここには自律神経がつながっています（図6－2、第1章参照）。

尿道括約筋のほうは膀胱と尿道のつなぎ目にある筋肉。尿道のバルブのような役割を果たし、緩めば尿は出るし、閉まれば尿は排出できません。括約筋には2つあるのですが、内側にあるほうが内尿道括約筋。**内尿道括約筋**は平滑筋であり、排尿筋同様、こちらにも自律神経がつながっています。

ここまでの話で、排尿筋と内尿道括約筋に自律神経がつながっていることがおわかりいただけたと思います。ではその自律神経を絡めて、蓄尿と排尿の過程をみてみましょう。

トイレに行くとリラックスするのは副交感神経が働くから

膀胱の交感神経が働くと、神経末端から膀胱に向けてノルアドレナリンが放出されます。ノルアドレナリンが排尿筋のβ受容体に作用すると、膀胱は緩みます。一方でノルアドレナリンが内尿道括約筋のα受容体に作用すると、尿道のバルブは閉まります。このように筋肉によって持っている神経伝達物質の受容体は異なるので、同じ神経伝達物質でも筋肉は収縮することもあれば弛緩することもあるわけです。結果的に膀胱という器官においては、ノルアドレナリンによって尿を溜めやすい状況がつくられ、交感神経は蓄尿の方向に働くといえましょう。

膀胱の副交感神経が働くと、アセチルコリンが放出されます。アセチルコリンが膀胱のムスカリン受容体に作用すると、膀胱は収縮し、尿を排出しようとします。このとき、副交感神経からアセチルコリンとともに放出される一酸化窒素（NO）によって、尿道のバルブが開き、排尿できる状況がつくられます。[6-4] 排尿時に働くのは副交感神経ということです。副交感神経はリラックスすると活動が高まりますから、排尿の際は少しリラックスしますよね。

次に内臓求心性線維を絡めて**排尿反射**を説明しましょう。

膀胱に尿が溜まると、膀胱壁が引っ張られ、そこにある受容器が興奮し、内臓求心性線維（骨盤神経求心性線維）を伝って情報が脊髄の仙髄に届けられます（図6－2）。

仙髄では「膀胱に尿が溜まっている」という情報が処理され、副交感神経（骨盤神経遠心性線維）の活動を高めることによって膀胱を収縮、内尿道括約筋を緩ませ、尿を排出させるのです。

排尿反射は反射というくらいですから、無意識のうちに起こります。生まれたばかりの赤ん坊でも排尿が可能なのは、この反射機構が備わっているためです。膀胱容量がまだ少ない彼らの場合、排尿できるのは1回に20㎖ほど。1日に15～20回も排尿反射が起きています。[6-5]

今度は尿意を感じ、排尿を我慢するシステムをみましょう。赤ん坊が大きくなるにつれ、神経系も発達します。すると膀胱の情報も、仙髄から脳に到達するようになります（図6－2参照）。それは1～2歳頃のことで、この頃には膀胱の容量も新生児の頃よりだいぶ大きくなっています。尿意らしきものを感じるようになるのはこの頃でしょう。

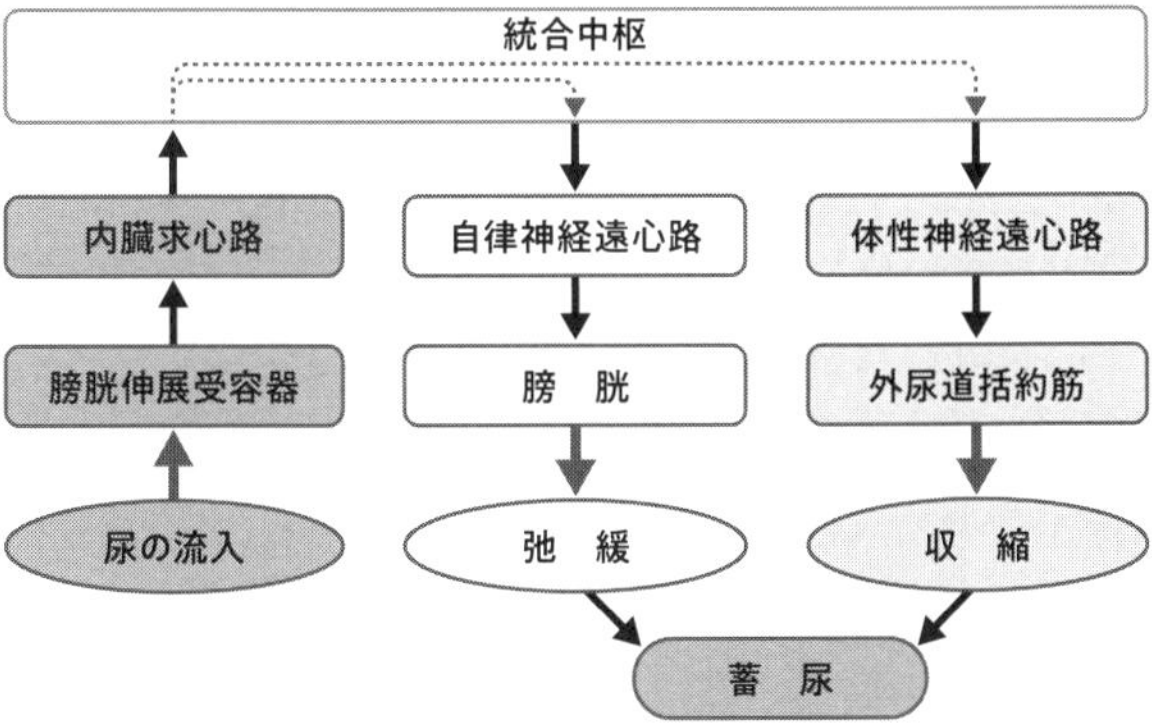

図6-3　蓄尿するための経路
尿が膀胱に入るとその刺激が統合中枢に伝わり、自律神経支配を受ける排尿筋に覆われている膀胱は弛緩して尿を溜め、運動神経支配を受ける外尿道括約筋は収縮して尿の排出を抑える

ただし尿意があっても、この時期はまだトイレに行くことも我慢することもできません。我慢ができるようになるには、更なる神経系の発達が必要なのです。

トイレを我慢する仕組みはどうなっているのでしょう?

我慢のためには排尿反射であいてしまう尿道のバルブを閉める必要があります。ここで必要となってくるのが、尿道括約筋のもうひとつの筋肉である**外尿道括約筋**です。この筋肉は手足と同じ骨格筋、いわゆる随意筋なわけで、陰部神経という運動神経に支配されています。つまり内尿道括約筋は自律神経に支配されているけれど、外尿道括約筋は運動神経に支配されているわけです（図6－2と図6－3）。これは内尿道括約筋は意識的に制御できないけれど、外尿道括約筋のほうは意識的に制御できることを意味します。内側のバルブの開け閉めは自動、外側のバルブの開け閉めは手動という言い方もできましょう。

尿が漏れ出ないようにするには、外尿道括約筋を意識的にギュッと締めておけばよいわけですが、これができるためには、脳から脊髄を下り、陰部神経を介して排尿を抑制する神経経路ができあがっている必要があります。この神経経路は個人差もありますが、3歳頃までは未発達です。[6-6] まだ神経系ができあがっていない幼児のお漏らしを叱るのは、残酷といえましょう。

夜に何度もトイレに起きてしまうのはなぜ？

一般にトイレは昼間に行き、夜中はあまり行きませんね。夜は寝ていて、水分を摂らないからという理由もありますが、夜に**バソプレシン**という脳のホルモンの分泌が増えているのも一因とされています。[6-7]

前の項目で、腎臓でつくられる原尿のほとんどは血液に戻されるという話をしました。原尿中の水分を血液に戻す方向に働いているのがバソプレシンです。その分泌が夜に増えるということは、夜間につくられる尿量が減ることを意味します。バソプレシンが**抗利尿ホルモン**とよばれる所以でもありましょう。

高齢になると、夜間にトイレに行く回数が増えることがありますが、これはバソプレシンが夜に増えなくなる、あるいはバソプレシンの量が減っている、そういうことが背景にあるケースもあるようです。[6-8] 膀胱を覆っている排尿筋が硬くなり、膀胱容量が少なくなっていることもあるでしょう。実際、高齢者では1回あたりの尿量が減っているという報告がなされています。[6-9]

このほか、眠りが浅いためにトイレに行ってしまう、水分、塩分、アルコールの過剰摂取が原因となっている、そういうケースもあるでしょう。夜、トイレに起きたくないなら、寝る前の過剰な水分摂取は控えるのがいいですね。とりわけお茶やコーヒーに含まれるカフェインには覚醒作用と利尿作用の両方があり、夜はお勧めできません。喉を潤したいなら水がいいですね。

塩分を摂ると体内の浸透圧が高まり、浸透圧を戻そうと水分を欲するようになります。味が濃いと、そのせいで水分摂取が増えてしまい、トイレに行く頻度が増えることもあるかもしれません。

過活動膀胱の原因と自律神経の関係

我慢できないほどの強い尿意があって、何度もトイレに行ってしまう症候群を**過活動膀胱**といいます。[6-10] 過活動膀胱の原因はよくわかっていません。しかし、発症には肥満や喫煙、飲酒などの生活習慣が関わっているといわれます。[6-11]

自律神経に目を向けるなら、排尿を促しているのは副交感神経ですから、膀胱の活動が高まっている状態を招いているのは、膀胱にいっている副交感神経（骨盤神経遠心性線維）の活動が高くなっているためでしょう。膀胱の内臓求心性線維（骨盤神経求心性線維）が過敏になっている可能性もあります。[6-4] このほか脳や脊髄に原因があることもあるでしょう。

過活動膀胱が薬の副作用や病気によって引き起こされることもあります。降圧剤には利尿作用を持つものがありますし、病気としては前立腺肥大、糖尿病、パーキンソン病などが誘因になりえましょう。[6-10、11]

過活動膀胱に効く薬はあるのでしょうか？ 先ほども述べたように、膀胱を収縮に導いているのは副交感神経です。副交感神経から放出されるアセチルコリンが膀胱のムスカリン受容体に作用することによって膀胱は収縮します。そうであれば過活動膀胱を抑えるには、アセチルコリンがムスカリン受容体に作用するのを阻止してやればいいわけで、実際、過活動膀胱の治療薬として長く用いられてきたのがムスカリン受容体遮断薬の抗コリン薬です。

残念ながら、抗コリン薬は膀胱のムスカリン受容体にのみ作用するわけではありません。唾液腺のムスカリン受容体に働きかければ、唾液が減り、口は乾いてしまうでしょう。大腸のムスカリン受容体に作用すれば、大腸の運動は抑えられ、便秘になってしまうでしょう。

とりわけ問題となるのは、抗コリン薬が脳のムスカリン受容体に働きかけた場合。第3章で述べたように、その際は脳の血流が抑えられ、認知機能に影響を来す可能性がないとは言えません。頻尿が改善しても、認知機能が落ちてしまっては本末転倒。オキシブチニンという抗コリン薬は脳に届きやすいことから、高齢者に投与すべきでないとされています。[6-11、13、14]

抗コリン薬による副作用が多いことから、過活動膀胱の薬として新たに用いられているのがβ_3

受容体作動薬です。こちらはノルアドレナリンが膀胱のβ_3受容体に作用し、膀胱を弛緩させる働きを利用したものです[6-11、12]。

前立腺肥大など排出障害があるケースでは、ノルアドレナリンの働きを阻止するα受容体遮断薬などが用いられます。こちらはノルアドレナリンが働きかける内尿道括約筋のα受容体を遮断することで、尿道のバルブを開ける狙いがあります。この薬の副作用は低血圧になることですが、これは交感神経の働きが弱まるためです[6-11]。

ところで寒くなると、トイレに行く回数が増えますね。これはどうしてなのでしょう?

ひとつには寒いと汗をかかないので、その分の水分を尿として排出しやすくなるのでしょう。もうひとつには寒いとバソプレシンの分泌が抑えられることがあるでしょう。ただしバソプレシンは冬に増えているという報告もあり、気候とバソプレシンの関係はいまひとつ定かではありません[6-15、16]。もう一つ考えられるのは、「寒い」という皮膚感覚を伝える感覚神経の関与です。いずれにしても暖かくして寝れば、夜はあまりトイレに行かずに済むでしょう。

冷えると一時的に排尿の回数が増えるのはネズミも同じようです。ネズミの場合は交感神経の働きを止めるα受容体遮断薬の投与によって、寒さによる頻尿が抑えられるそうです[6-17、18]。これがヒトに当てはまるかどうかはわかりませんが、寒冷刺激に伴う頻尿に交感神経が関わっていることをうかがわせます。

大事な仕事や試験の前にトイレに行きたくなるのはなぜ?

排尿と同じように、排便も自律神経と運動神経の協調によってなされます。肛門にある括約筋は内肛門括約筋と外肛門括約筋とよばれます。**内肛門括約筋**は自律神経支配、**外肛門括約筋**は運動神経支配です。

直腸に便が溜まると、その情報は内臓求心性線維(骨盤神経求心性線維)を介して仙髄に伝えられます。すると反射性に副交感神経(骨盤神経遠心性線維)の活動が活発になって直腸が収縮、内肛門括約筋が緩んで便が出ます。新生児で便が出るのは、この排便反射が備わっているためです。

尿意と同じように、便意も発達に伴って認識できるようになります。外肛門括約筋を締められるようになれば、我慢もできるようになるでしょう(排便には腹筋や肛門挙筋など、他の筋肉も関わっています)。

食べ物を口に入れてから、どのくらいで便が出るかは、人によっても食材によっても異なります。生理的にみても1~3日はかかるでしょう。

食べ物は口の中で小さくかみ砕かれた後、食道を通って胃に達します。そこでしばらくとどまり、酵素などによる分解を受けると、今度は小腸に向かいます。小腸については後述しますが、小腸では体にとって有益な成分は吸収されるので、大腸にまで達するのは残渣に近いもの(図6

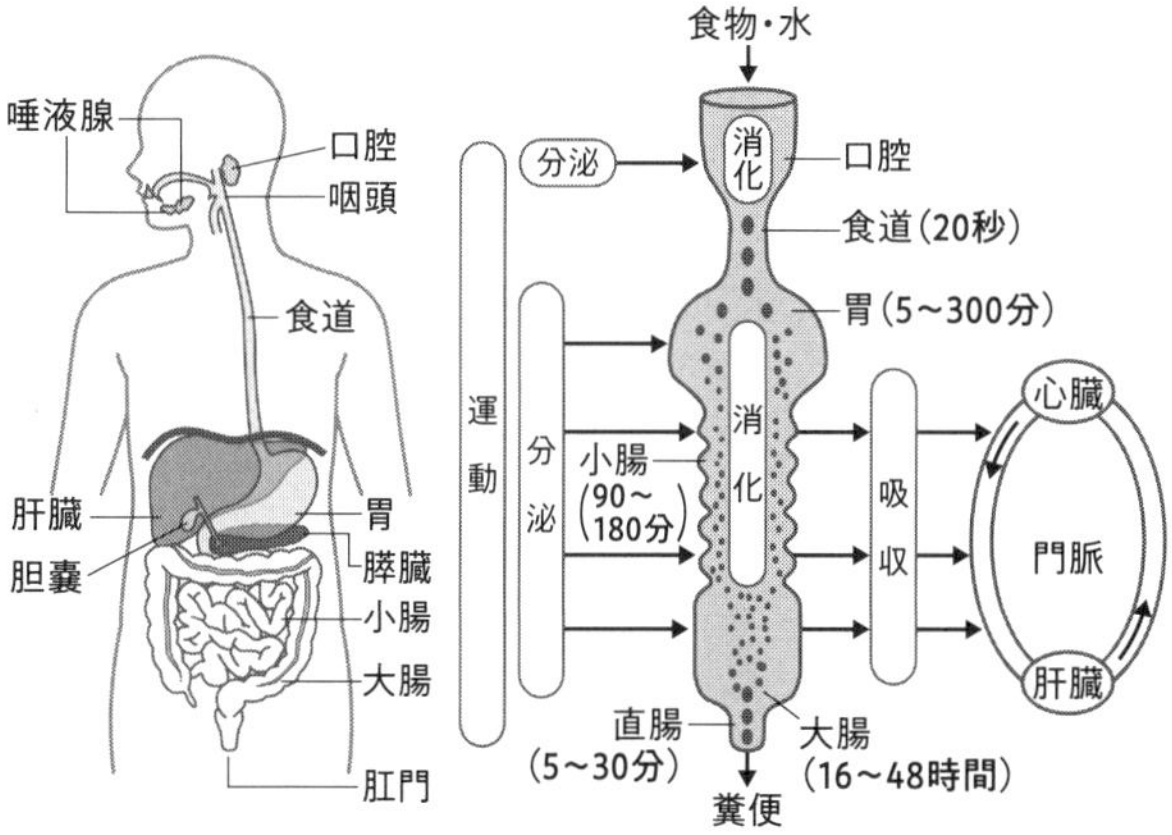

図6-4　食べ物が口から大腸に到達するまで
口から食道、胃、小腸を通過して大腸に達する。栄養分は小腸から吸収される。大腸では水分やミネラルが吸収される。最終的な残渣が便として排泄される

－4）。とはいえ、完全な残渣というわけではありません。まだまだ体に残しておきたい成分が含まれているのです。大腸の役割は、その使える成分をなるべく血液に戻してやること。使える成分の代表格が水分とミネラルです。

大腸の長さは150㎝ほど。そこを前に進んだり後に戻ったりしているうちに、流動性の内容物から水分やミネラルは血液に戻され、残渣らしきものは次第に便の形をなしていくのです。大腸にとどまる時間が短ければ、水分は十分に吸収されず、便は緩くなるでしょう。しかしあまりにも長く大腸にとどまっていると、水分が抜け切り、便は硬くなってしまいます。そうなれば排泄は難しいので、硬くなりすぎないうちに排泄が行われるのが理想ですね。

大腸の広範囲で収縮が一斉に起こることが一日に数回あります。これは**大蠕動**《だいぜんどう》とよばれ、大腸内の内容物が一気に直腸まで進むのです。このとき内臓求心性線維を介し便意があるはずですから、そのサインを見逃さなければ、比較的スムーズな排泄ができるでしょう。

朝食後は大蠕動が起きやすいベストタイミング。朝ごはんを食べることで、大蠕動が起きやすくなるのです。朝の大蠕動を活かせば、便秘の予防になるでしょう。朝がせわしいと、自分の内臓感覚を大事にするゆとりが持てないかもしれません。でも内臓感覚を研ぎ澄ますと、本来の排泄の感覚が戻り、新たな習慣ができうるでしょう。

排泄時に心がけたいのはリラックスすることです。第4章でみたように、ネコは不安になるだけで消化が進まなくなります。排便は消化の最後の過程ですから、消化の一過程なわけです。消化も排便も副交感神経で促され、リラックスしないとスムーズには進みません。不安に駆られる要因があれば、いっぺんに交感神経の活動が活発になり、肛門括約筋が締まってしまいます。

ネコの例では大脳辺縁系が視床下部・自律神経を介し、消化に影響します。人間の場合は大脳新皮質も発達していますから、ストレスなど心の影響はさらに大きいでしょう。気にしていないつもりでも、旅行など普段と場所が変わるだけで排泄がうまくいかなくなったりするのは、このためですね。

試験や大事な仕事の前、トイレに行きたくなることがあります。これはなぜでしょう？
もちろんストレスによる過敏な反応かもしれません。しかし考えようによっては、生理的な反応と捉えることもできます。試験や大事な仕事というのは、いわゆるキャノンの闘争行動にあたり、その際に要求されるのは交感神経の高い活動。これから闘いが始まるというとき、お腹や膀胱は軽いほうが都合がいいですね。交感神経の活動を高める前に、一過性に副交感神経の活動を高めて排泄を促す。これはある意味とても自然な反応でしょう。1-1

下痢や便秘の原因と対策を考える

生理的な反応を通り越すような消化管の不具合もあります。損傷など器質的な臓器の障害が認められないにもかかわらず、下痢や便秘など消化管の不具合を訴える人は世界中で成人の約4割に達するといわれています。6-19 専門用語では**機能性消化管障害**とよばれ、はっきりした原因はわかっていません。21世紀はこの病がどのような仕組みで起こるのか、あるいはどうやって治せるのか、明らかにされていくことが期待されています。

自律神経の観点からいえば、下痢は副交感神経の活動が亢進、便秘は交感神経の活動が亢進、もしくは副交感神経の活動が低下した状態と捉えられましょう。そのことは、副交感神経の働きを抑える抗コリン薬を服用している患者さんで便秘が多いことからも明らかでしょう。抗コリン薬は過活動膀胱やパーキンソン病の治療などで用いられますが、本来の抗コリン薬以外でも抗コリン作用を有する薬は多く、たとえば抗ヒスタミン薬（風邪薬やアレルギー治療薬に含まれます）、抗うつ薬、鎮静催眠薬、降圧薬などでもそういった作用が認められる場合があります[6-20~22]。

なお便秘の誘因となりうる病気には、大腸の疾患以外では糖尿病、甲状腺機能低下症、パーキンソン病などが知られています。便秘の訴えによってパーキンソン病の発症を予見できる場合もあるようです[6-23]。

便秘の非薬物治療としては繊維質を含んだ朝食をしっかり摂り、朝食後の大蠕動による便意を活かすこと。適度な運動も推奨されます。

機能性消化管障害の中でも、よく耳にするのは**過敏性腸症候群（ＩＢＳ）**という病態です。便秘や下痢など便通異常に伴う腹痛や腹部不快感といった症状が慢性的に生じ、日本人のおよそ10～15％にみられます[6-24]。どちらかといえば若い人や女性に多いようです。東北大学病院心療内科の福土《ふくど》審《しん》氏によると、ＩＢＳはストレスで発症・悪化し、ほとんどが心因性ということです[6-19]。ストレスの際に脳内でつくられる副腎皮質刺激ホルモン放出ホルモン（ＣＲＨ／第4章参照）が、腸の内臓求心性線維を過敏な状態にし、病態を招くと考えられています。ストレスによって生じる腸内細菌叢の変化もＩＢＳと関連があるようです。

血管には血圧のモニターが存在する

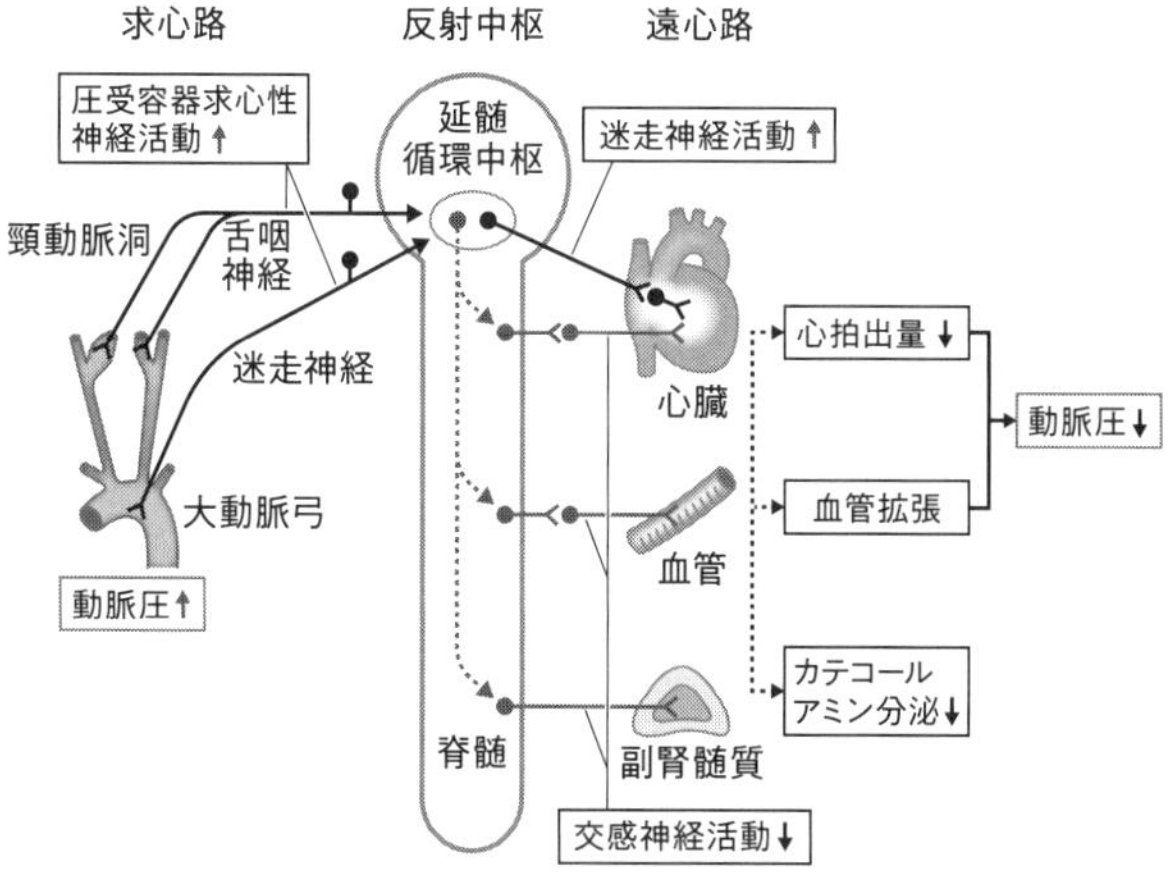

図6-5　血管でモニタリングされて調整される血圧の仕組み
首の頸動脈と心臓の大動脈にある圧受容器が血圧の変化をチェックするモニターの役割を担っている。血圧が上がると、心臓や血管、副腎髄質につながる交感神経の活動が抑えられる一方、心臓につながる副交感神経の活動は促されて、血圧が下がる

意識できない感覚についてもみてみましょう。刻々と変動する血圧を、私たちは意識することはありません。意識にはのぼりませんが、血圧はたえずチェックされています。

血圧はどこでチェックされているのでしょう？

血圧をモニタリングしている受容器を**圧受容器**といい、首の頸動脈と心臓の大動脈にあります（図6－5）。頸動脈や大動脈に血圧計がついているようなイメージですね。頸動脈の圧受容器は脳に血液が十分に運ばれていることをチェックする、大動脈にあるセンサーは全身に送られる血液を監視する、それぞれ役割があるのです。

圧受容器の情報を脳の延髄まで運ん

でいるのが内臓求心性線維です。この場合の内臓求心性線維とは、舌咽神経の求心性線維もしくは迷走神経求心性線維。脳の延髄には循環を司っている**循環中枢**があり、圧受容器から運ばれた情報をもとに、自律神経を介して血圧を一定に保っているのです。

たとえば血圧が上がると、循環中枢からの指令に従って、心臓や血管、副腎髄質にいっている交感神経の活動は抑えられ、同時に心臓にいっている副交感神経の活動が促され、血圧が下がる仕組みです。血圧が下がった場合には、血圧を上げる方向に調節がなされます。こうした仕組みを**圧受容器反射**といいます。

立ったり座ったりしても血圧が変わらないのは、圧受容器反射によって知らず知らずのうちに血圧が瞬時に調節されているから。仮に内臓求心性線維が切れてしまえば、血圧は秒オーダーで目まぐるしく変動し、恒常性も失われ、死に至るでしょう。

肺には血中の酸素濃度を感知するセンサーがある

肺の刻々と変化する状況も、私たちの意識にはのぼりません。この状況も内臓求心性線維によって脳に伝えられています。

血圧を感知するセンサーがあるように、体内には血中の酸素濃度をモニタリングしている受容器もあり、**低酸素受容器**あるいは**化学受容器**とよばれています。低酸素受容器は圧受容器と同じように頸動脈と大動脈にあり、動脈血の酸素濃度が下がると興奮する仕組みです。内臓求心性線維（舌咽神経と迷走神経の求心性線維）を介し、酸素が少ないという情報が延髄に伝えられると、延髄の**呼吸中枢**からの指令によって換気（呼吸）を増やす反射が起こり、酸素が体内に取り込まれます。同時に虚血に弱い脳と心臓への血流を増やす反射も起こります（化学受容器反射）。

肺には肺のふくらみをモニタリングしている受容器もあり、こちらは**肺伸展受容器**とよばれます。私たちが息を吸った後に必ず吐くのは、吸ったときに肺が引っ張られ、肺の伸展受容器が興奮し、その情報が内臓求心性神経（迷走神経求心性線維）を経由して延髄に伝わるためです。延髄では吸う指令が切り替わって吐くほうの指令が出されるので、肺は伸展しすぎることがないのです。

加齢によって自律神経の働きはどう変化するか

日々の暮らしに困ることはなくとも、環境の変化への対応は高齢者で難しくなることがあります。変化に自律神経の反応が追いつかないのでしょう。たとえば軽い運動をしたときに心拍が増えるのは若い人も高齢者も同じですが、激しい運動をし、さらなる心拍の増加を要求されると、高齢者の心臓はそれに応えられなくなったりします。

立ち上がるだけで、ふらついてしまう高齢者もおられることでしょう。これは起立性低血圧かもしれません。**起立性低血圧**というのは立ち上がった時にふらついたり、めまいが現れたりする症状。生理的な加齢によるものもあれば、降圧薬などの服用、多剤の併用、脱水、糖尿病や心疾患など病気によるケースもあるでしょう[⬇6-14、25]。

起立性低血圧が起こるメカニズムには、先ほど紹介した圧受容器反射が関わっています。座っている状態から急に立ち上がると、血液は一時的に下半身に溜まります。このとき若い人では圧受容器反射が作動し、交感神経活動が瞬時に増えて血圧が戻るのですが、高齢者では交感神経活動の増加が追いつかず、反射がスムーズに起こらなくなったりします。このため、立ったときに一時的に脳への血液が減り、グラッとくるのです。

あまり重くない症例であれば、非薬物的に治していくことが推奨されています[⬇6-14、25]。たとえば、ゆっくり立ち上がる。脱水による場合は水分を摂る。脱水は午前中に起きやすいので、朝の水分補給がいいでしょう。朝食にお味噌汁やスープなど塩分を少し含んだものを摂ると、浸透圧の関係で水分も摂りやすいですね。運動は推奨されます。血流がよくなるからです。

食後にふらつきやすいということであれば、**食後性低血圧**が疑われます。食べた後は消化管にいく血液が増えますから、このときも圧受容器反射がうまく作動しないと、めまいやふらつきなど低血圧の症状が現れるのです。こちらも朝に起こりやすいことから、朝食はゆっくり摂る。こうした工夫次第で予防できるでしょう。

寒いときに手が冷たくなるのにも意味がある

外気温の変化に対する反応はどうでしょう?

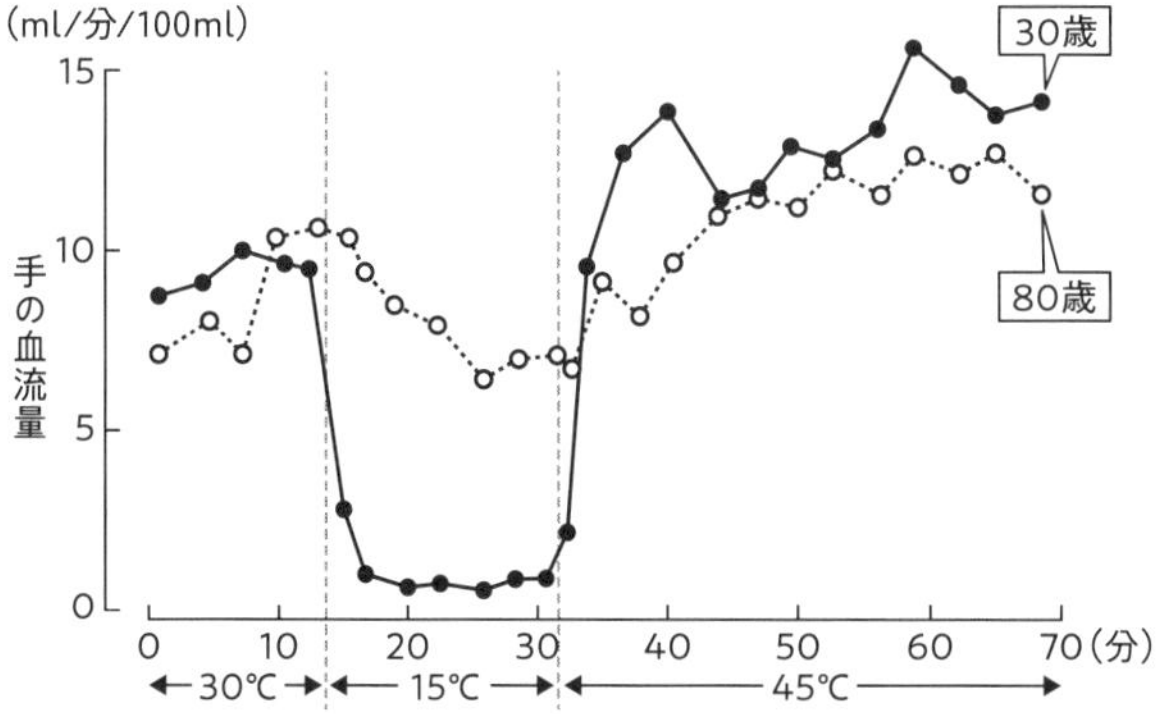

図6-6　高齢者は外気温の変化に対応しにくくなる

外気温の変化と手の血流量の変化を測定。暖かい場所から急に寒い場所に出ると、30歳では外気温に応じて交感神経の活動が高まって手の血流量が一気に下がる。80歳では交感神経の反応が鈍くなるため血流量の変化が少ない　*Collins KJ:Autonomic Failure 1st ed, 1983をもとに作成

図6－6は外気温の変化に対する反応について、30歳と80歳の人で比較したものです。室内から外の寒いところに出ると、若い人では皮膚の血管につながっている交感神経の活動が高まり、血管がギュッと収縮するので、手の皮膚の血流が減り、手が冷たくなります。でもお年寄りの場合、外に出ても手の皮膚の血流があまり下がりません。

寒さで手が冷たくなるのは嫌ですね。でもこれには大事な意味があるのです。どういう意味があるのでしょう?

私たちの体内には限られた熱量しかありません。寒ければ体内で新たな熱を生み出し、体温を上げようとします。同時に全身の血管を収縮させて熱を逃さないようにもしています。全身の血管を収縮させるといっても、心臓や脳の血流を減らすことはできません。心

臓の血流は心臓を動かすため、脳の血流は脳の機能を維持するために必要です。そこで生存に支障のないところの手や足の皮膚の血流を減らすことになるのです。寒さで指先がアカギレや霜焼けになってしまうのは、指先の皮膚に血流が十分に回らなくなった結果。アカギレや霜焼けは、寒さから自身の体を守るための代償といえましょう。

　寒さのみならず、暑さに対しても高齢者は適応が困難です。無理のないようエアコンを使うなど、工夫して過ごしたいですね。

　ここまで体位や体温の変化に対し、高齢者の交感神経の反応が鈍くなっていることについて話しました。副交感神経の反応はどうでしょう？

　おもしろいデータがあるので紹介しましょう。第2章で対光反射についてお話ししました。光を当てると瞳孔がキュッと縮む反射でしたね。対光反射は副交感神経の働きによる反応です。

　高齢者（平均69歳）と若年者（平均19・5歳）で暗環境下での対光反射を比較すると、縮瞳の度合いや最大縮瞳速度など、対光反射は高齢者で弱くなることが報告されています。[6-27]縮瞳から回復するまでの時間も高齢者で長くなるようです。その要因として、副交感神経の反応性が高齢者で低下している可能性があるでしょう。

　自律神経による反射能力の低下は、普段の生活に支障を来すことはあまりありません。したがって意外と気づかないものです。でも迅速な反応が求められる際には影響しかねません。車でトンネルを抜ける際など、とくに運転時は注意が必要でしょう。

腸の蠕動運動が起きるわけ ——腸管神経系とはなにか

自律神経系の求心性神経の働きをみてきましたが、ここからは**腸管神経系**という自律神経についてお話ししましょう。腸管神経系を自律神経系に含めない考え方もありますが、本書では一般的な生理学のテキストに従って自律神経系に含めます。まずは腸管神経系の歴史を紹介しましょう。

ラングレーが自律神経系という用語を考案したのは19世紀末（第1章参照）。その時代、腸の運動を調べていたのはイギリスのウィリアム・ベイリス（1860-1924年）とアーネスト・スターリング（1866-1927年）です。彼らは麻酔したイヌの腸を生体外にとりだし、腸の中を刺激してみました[6-28]。すると腸は動き出したのです。

腸の動きは実にリズミカルで、口側の筋肉が収縮しては肛門側の筋肉が弛緩するというもの。そうやって腸の内容物は肛門側へと運ばれていきます。この規則的な収縮と弛緩の繰り返しを、彼らは「**腸の法則**」と名づけました。ミミズが這うようなこの筋肉の運動を現在では**蠕動運動**とよび、消化管全般にみられるものです。

蠕動運動はなぜ起きるのでしょう？　ベイリスとスターリングは、腸につながっている神経が関係していると考えました。腸につながっている神経とは、交感神経と副交感神経のこと。とこ

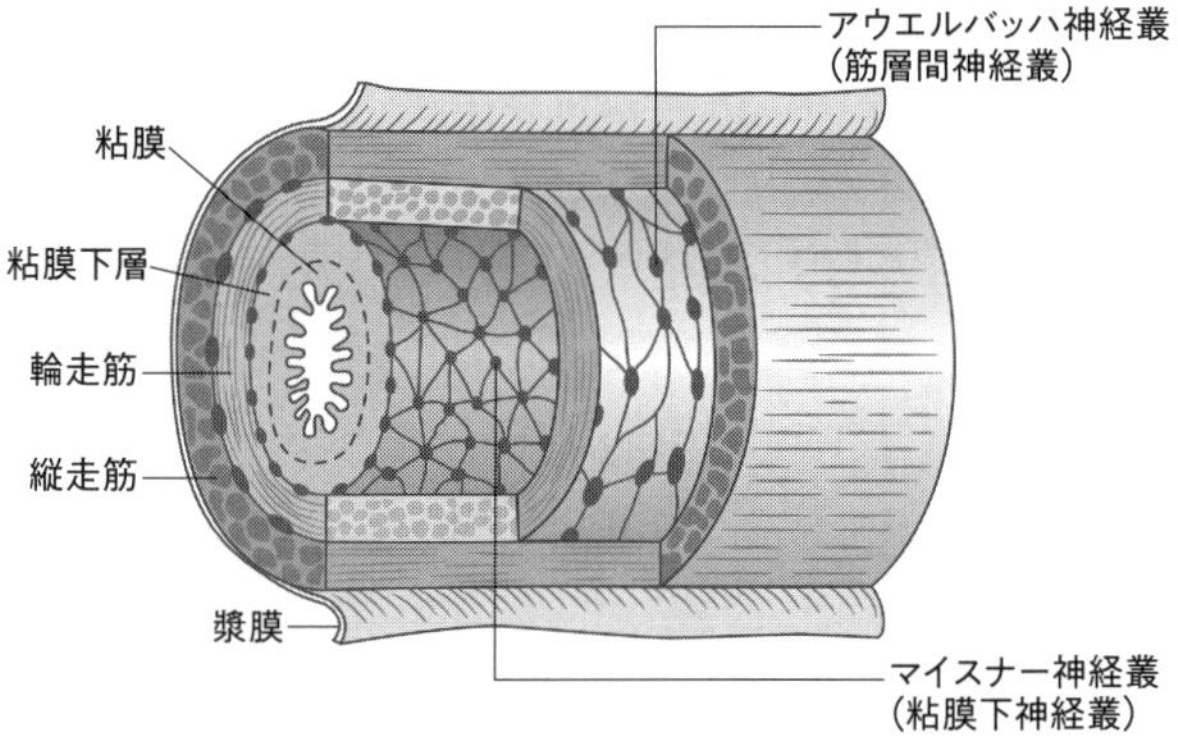

図6-7　腸に分布する神経

腸管の筋肉と粘膜下を神経が覆っている。アウエルバッハ神経叢（筋層間神経叢）とマイスナー神経叢（粘膜下神経叢）をあわせて腸管神経系とよぶ

ろがそれらを切っても、蠕動運動は起きたのです。そこで彼らは蠕動運動を起こしている源を、腸の中にある特別な神経と推測しました。

　腸の中の神経とはどういうものでしょうか？その神経の存在が明らかにされたのは、スターリングらの実験に先立つ19世紀半ばのこと。まずはドイツのレオポルト・アウエルバッハ（1828–1897年）が、腸管の筋肉と筋肉の間に神経の集団を見出しました。いわゆる**アウエルバッハ神経叢**または**筋層間神経叢**とよばれている神経叢です。つづいてやはりドイツのゲオルク・マイスナー（1829–1905年）が、腸管の粘膜下に神経叢を見つけました。こちらは**マイスナー神経叢**または**粘膜下神経叢**とよばれています（図6–7）。

　スターリングらが蠕動運動を起こす根源と考えたのは、この2つの神経叢です。2つをあわせて

腸管神経系（あるいは**消化管神経叢**、**壁内神経叢**など）とよんでいます。

話は少し逸れますが、スターリングらといえば、**セクレチン**というホルモンを発見し、ホルモンという概念を築いた人たち。第3章に登場した久野寧は、スターリングの下で学んだことがきっかけとなり、生理学の道を進んだといいます[3-3]。それは第1章に登場したヘンリー・デールやオットー・レヴィも同じだったかもしれません。デールとレヴィは若い頃にスターリングの研究室で学んでいるのです。

腸管神経系が「第三の自律神経」とよばれるわけ

ところで、腸管神経系はなにゆえ自律神経系に含まれるのでしょう？

自律神経系の名付け親であるラングレーは、そもそもは自律神経系を交感神経系と副交感神経系の2つと考えていたようです。その際、節前線維が出ている解剖学的な位置を、分類の基準としました。つまり胸髄もしくは腰髄から出ている神経を交感神経、脳幹もしくは仙髄から出ている神経を副交感神経と定めたのです[1-5, 7]（第1章参照）。

ラングレーがスターリングらの実験を知ったのはこの頃なのでしょう。自律神経系が内臓を調節する神経系を意味する言葉であることを踏まえれば、腸管神経系も腸を動かせますから、こちらも自律神経系に該当します。しかし腸管神経系は脳や脊髄につながっていません。節前線維の出ている場所では分類できない神経系ということになります。

腸管神経系を副交感神経系に含めることはできるか、ラングレーは考えました。というのも副交感神経を刺激すると腸の蠕動運動は促進されますから、副交感神経が腸管神経系につながることによって蠕動運動が起きる、そんな可能性を視野に入れたようです。

しかし先述のように、副交感神経を切っても蠕動運動は起きます。また腸管神経系を構成する神経の数は、腸にいっている副交感神経の数よりもはるかに多く、そのすべてが副交感神経につながっているというのは考えにくいことでした。こうした事情から、ラングレーは腸管神経系を交感神経系と副交感神経系とは独立した「第三の自律神経系」と位置づけたようです。⬇6·28ラングレーの推測通り、現在、腸管神経系は副交感神経や交感神経につながっているものもあれば、つながっていないものもあると考えられています。

ラングレーが腸管神経系について言及していたにもかかわらず、彼の死後、研究が進んだのは交感神経系と副交感神経系ばかりでした。なぜでしょう?

20世紀、大勢の研究者らが関心を寄せたのは「神経伝達物質」と「受容体」。第0章で述べたように、神経伝達物質として最初に発見されたのはアセチルコリンであり、これは副交感神経の神経伝達物質。続いてみつかったノルアドレナリンは、交感神経の神経伝達物質でした。その後はアセチルコリンやノルアドレナリンの受容体が次々と発見され、薬の開発へとつながっていったのです。交感神経と副交感神経に陽が当たる一方、腸管神経系は顧みられなくなってしまったのかもしれません。

時代が進み、顕微鏡など科学技術の改良が進むと、腸管神経系の数がとてつもなく多いことが明らかになります。脳は1000億、脊髄は1億の神経細胞から構成されますが、腸管神経系の神経細胞も5000万から1億といわれ、とても多いのです[6-29、30]。アメリカの解剖学者マイケル・ガーションが腸管神経系を「第二の脳」とよぶのは1998年のことです[6-28]。

いったいこの巨大な神経系は何をしているのか？　にわかに腸管神経系にスポットライトが当たり始めるのです。

脳とつながっていないのに臓器を動かす驚異の仕組み

腸管神経系について、これまでわかっていることをいくつかあげましょう。腸管神経系のいちばんの特徴は、中枢神経系（脳または脊髄）でもなく、ふつうの末梢神経系（脳または脊髄から出ている神経）でもないこと。脳や脊髄につながっていないにもかかわらず、それだけで臓器を動かせるというのは、大きな特徴です。

ではどうやって、腸管神経系だけで蠕動運動を起こしうるのでしょうか？　鍵を握っているのが、腸管神経系を構成する独自の感覚神経と運動神経です[6-29、31]。刺激を感じとる感覚神経と、運動を起こせる運動神経が、腸管神経系には含まれているのです。このように腸管神経系はさまざまな神経細胞から構成されており、アウエルバッハ神経叢の場合は主に蠕動運動に、マイスナー神経叢の例では主に消化液の分泌や吸収に関わっていると考えられています。

腸の蠕動運動は腸管神経系だけでも起きますが、副交感神経によっても促されます。副交感神経によって蠕動運動が起きる仕組みとしては、腸管神経系を介する場合と、腸管神経系を介さない場合があると考えられています。腸管神経系を介する場合、副交感神経の末端から出るアセチルコリンが、腸管神経系のアセチルコリン受容体に作用することによって情報が伝えられるようです⬇6-32。このように腸管神経系は自律神経系の遠心性神経である交感神経や副交感神経に接続することで、間接的に脳や脊髄とつながり、速やかに脳や脊髄の指令に従えるのです。

腸管神経系は、自律神経系の遠心性神経のみならず、自律神経系の求心性神経にも接続しています。求心性神経である内臓求心性線維と接続することで、腸管神経系は脳や脊髄に働きかけることができます。脳に働きかける仕組みについては後述しますね。

腸管神経系が接続しているのは自律神経系に留まりません。腸の中の免疫細胞や腸内細菌とも連絡を取り合っています。たとえばストレスがかかると、その情報は脳から副交感神経を経由して腸管神経系に伝えられ、腸管神経系から免疫細胞に情報が伝えられれば、免疫の低下につながりえましょう。このように腸管神経系は他の自律神経系や免疫細胞、腸内細菌と密接に関わり合いながら、生体の機能を支えているようです。

腸管神経系はどのような方法で他の細胞と情報交換しているのでしょう？　腸管神経系にはア

セチルコリンやVIP（血管作動性腸管ペプチド）、一酸化窒素（NO）、セロトニン、GABAなど多くの神経伝達物質と、それらの受容体が認められています。こうした神経伝達物質などを介し、他のシステムとつながっているようです。

詳細は今後の研究を待たねばなりませんが、腸管神経系を持たない動物が生きられないという報告は、腸管神経系の重要性を示していると言えましょう[6-31]。

腸管神経系は免疫に関わっていた

腸管神経系と免疫の関わりについて触れましょう。体の中で、もっとも多くの免疫細胞が占めている場所をご存じでしょうか？　それは消化管です。じつに免疫細胞の70〜80％が腸にあるといわれています[6-33]。なぜ消化管にはこれほどまでに多くの免疫細胞があるのでしょう？

先に示した図6−4をご覧ください。消化管が1本の長いチューブになっているのがわかります。チューブの入り口は口腔、そこから食道→胃→小腸→大腸へとつながり、肛門が出口です。小腸のように細いところ、胃袋のように太くなっているところなどありますが、全長としては9mくらい。体の中を通る長いトンネルのようなイメージですね[6-28]。トンネルのほとんどを占めているのが小腸で、小腸のトンネルの壁から、栄養分など体に有益な物質が体内に吸収されていくのです。

トンネルは口と肛門から外界に通じていますから、トンネルの中は体の中にあるとはいえ、あ

る意味「外界」といえましょう。6・28

変なものを食べたとしても、害となる物質が体内に吸収されないよう、トンネルの壁はバリアとしての機能を持っていなければなりません。トンネルの壁にあり、悪者をトンネル内で食い止めているのが無数ともいえる腸の免疫細胞。その際、細菌など腸の情報を免疫細胞に伝えているのが腸管神経系と考えられます。

海外で水道水を飲むと、お腹を壊すことがありますね。あれは水道水の中にいる細菌が原因で、お腹を下し、細菌を体外に排出しているのです。免疫細胞と腸管神経系はそうやって連携し、私たちの体を守っているのでしょう。

腸から脳へどうやって情報が伝わるか ——脳腸相関

今度は、腸管神経系と自律神経系の求心性神経の接続をみてみましょう。腸管神経系から内臓求心性線維への接続は、精神性の疾患や炎症性の疾患を考えるうえで重要になってきます。その例をお話ししましょう。

胃潰瘍の治療といえば、胃液の分泌を抑える薬を使うのが現在の主な流れです。でもかつては外科的に迷走神経を切断する方法がとられていました。迷走神経というのはほとんどが副交感神経。副交感神経は胃液の分泌を促しますから、迷走神経を切ってしまえば、胃酸の分泌は抑えられ、胃潰瘍は快復する、そう考えられたわけです。

迷走神経を切ると確かに胃潰瘍は治ったようです。しかし心身の不調を訴える患者さんが増えました。⬇6-30、34なぜでしょう？

腸の情報は腸管神経系から内臓求心性線維に伝えられ、内臓求心性線維を通って脳に送られます。この場合の内臓求心性線維とは、おもに迷走神経求心性線維のこと。迷走神経は胸部と腹部の多くの臓器につながっているので、胃にいく迷走神経を切ってしまうと、切り方によっては胃よりも下にある腸の情報が脳に届かなくなってしまうのです。

腸の情報は迷走神経求心性線維を介さずとも、血液を通って脳に伝えられます。しかし迷走神経切断によって心に不調を来すという事実は、血液を介する経路よりも迷走神経求心性線維を介する経路のほうが、脳の健康にとって重要であることをうかがわせるでしょう。⬇6-28、30、34

脳と腸のつながりを**脳腸相関**（brain-gut interaction）といいます。脳腸相関には脳が腸に働きかける経路と、腸が脳に働きかける経路の2つがあります。

怒ったり不安になると、ネコの消化は進まなくなりましたね（第4・第5章参照）。こちらは脳が腸に作用するほうの経路。中枢から末梢に向かうこの経路は、前世紀に解明が進み、交感神経系や内分泌系を介することがわかっています。

今注目されているのは、腸が脳に作用するほうの経路。お腹の調子が悪いと、なんとなく気分が塞ぎがちになりますよね。末梢から中枢に向かうこちらの経路には、内臓求心性線維と腸管神経系、内分泌系が関わっています。なかでも腸から腸管神経系と迷走神経求心性線維を通って脳に至る神経経路は、脳の健康を保つのに必要というのが現在の考え方です。

腸管神経系と迷走神経求心性線維が脳あるいは体の健康に寄与する仕組みは、正確にはわかっていません。ひとつには、腸内の情報が脳に伝えられることによって、脳内のさまざまな神経伝達物質が影響を受けるものとみられます。脳血流が変わるという報告もあります[6-38]。腸内の情報に関わっているのが次項で述べる腸内細菌です。

もうひとつには、迷走神経を介する抗炎症作用が絡んでいるようです。迷走神経求心性線維が脳内で迷走神経遠心性線維（副交感神経）に接続すると、副交感神経からアセチルコリンが放出され、アセチルコリンが免疫細胞に働きかけてサイトカインなどの放出を弱め、炎症を抑えるという仕組みがあることが報告されています[6-35]。

迷走神経求心性線維が健康に重要との考え方から、近年〈迷走神経刺激〉という治療法に注目が集まっています[6-36~38]。これは人為的に首の迷走神経を電気で刺激するというもの。胸部に刺激装置を埋め込むことによって迷走神経を刺激できるのですが、治療のメカニズムはよくわかっていません。迷走神経刺激により脳内のノルアドレナリンが増えることと関連があるようです[6-36]。日本では薬剤抵抗性のてんかんの治療法として、海外では治療の難しいうつ病に対しても実施されています。認知機能障害や情動障害にも有効性があることが報告されており、ほかにも心不全、偏頭痛、耳鳴り、自閉症、炎症性腸疾患、糖尿病、リウマチなどに向けた取り組みが行われています。

迷走神経刺激の方法には2つあり、日本で行われているのは刺激装置を埋め込む術式です。海外では耳の皮膚から刺激を与え、耳の迷走神経を非侵襲的に刺激する方法が開発されています。耳にも迷走神経がいっているのですね。

腸内にいる1000種もの細菌の働き

迷走神経を刺激すると、さまざまな疾患の改善につながりそうです。人為的にではなく、自然に迷走神経を刺激する方法はないのでしょうか？

腸から脳につながる迷走神経を日常的に刺激していると考えられるのが、腸にいる細菌たちです。[6-39] その細菌たちについて少し説明しましょう。

私たちの腸の中には、莫大な数の**腸内細菌**が生活しています。その数は38兆とも100兆個とも、種類は1000種類にもおよぶとされています。[6-40] よく耳にする**腸内細菌叢**あるいは**腸内フローラ**というのは、腸内細菌をすべて合わせた呼称。第1章で述べたように私たちの体の細胞は現段階で37兆と試算されているので、腸内細菌のほうが多そうですね。

細菌たちはなぜ私たちの腸内に住むのでしょう？ 私たちの腸にはたくさんの栄養分があり、彼らにとって住みやすい環境なのでしょう。細菌たちは、私たちから栄養分を奪っているわけではありません。酸素も求めていません。彼らの多くは人間が使わない繊維質のような物を餌にし、酸素もほとんどない大腸で暮らしているのです。地球上で細菌がもっとも高密度にいる場所のひとつが私たちの大腸といいますから、少し驚きですね。6・40

腸内細菌は私たちに餌をもらっているだけではありません。私たちに恩恵ももたらしています。たとえば腸内細菌がつくっているビタミン類は、私たちの神経伝達物質を作る過程で必要なものです。

セロトニンとノルアドレナリン、ドパミンを例に説明しましょう。体内のほとんどのセロトニンは、**トリプトファン**というアミノ酸から腸の中で生成されています。トリプトファンというのはお豆腐やバナナに含まれる成分ですね。トリプトファンからセロトニンを作るためには2つの酵素が必要ですが、その酵素が働くためにはナイアシンや葉酸といったビタミン類をはじめ、鉄分などが必要なのです。

ドパミンとノルアドレナリンの場合は、もとは**チロシン**というアミノ酸から生成され、チロシンはチーズなどに含まれています。この場合も神経伝達物質の生成の過程で酵素が必要であり、その酵素が働くためにもビタミン類や鉄分、銅などが必要です。

腸内細菌はさまざまなビタミン類を作ることで、私たちの神経伝達物質の生成を手伝ってくれているわけです。そういったビタミン類をサプリメントなどからとることも考えられますが、腸

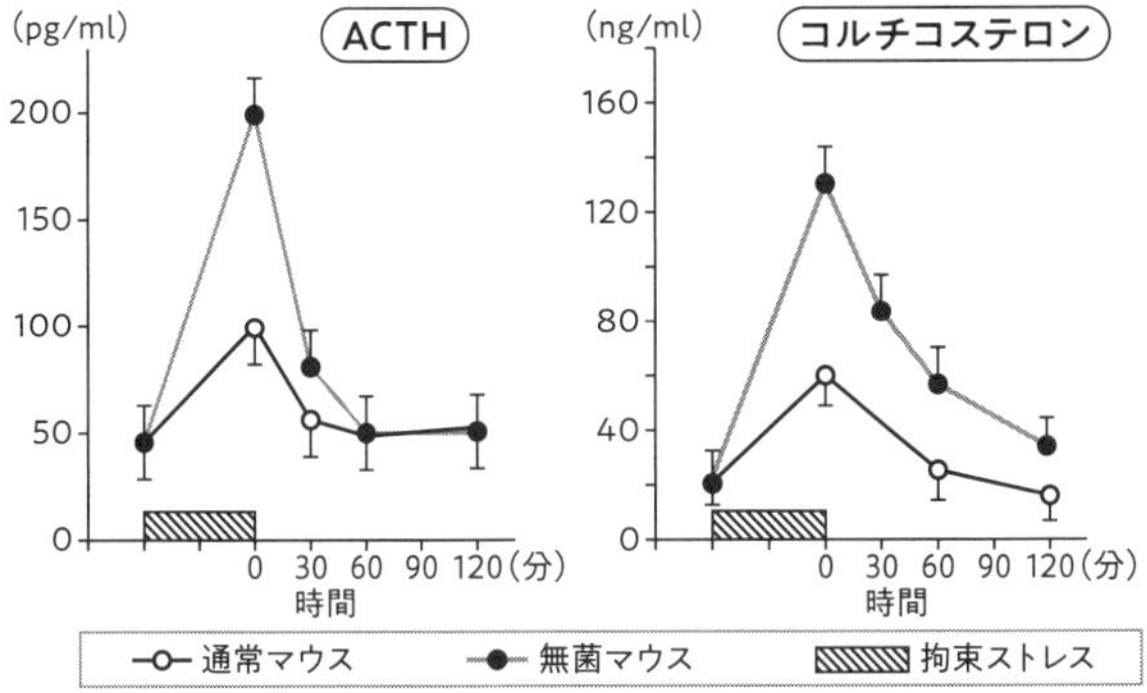

図6-8　腸内細菌を持たないマウスはストレスに弱くなる
拘束ストレスを加えると、腸内細菌のいない無菌マウスは、ストレス時に分泌されるホルモンが高まる。つまりストレスに弱いということが示された
*Sudo N. et al. J Physiol 558.1:263-275, 2004.をもとに作成

内細菌が作ってくれているものの大半を、科学はまだ明らかにできていないでしょう。

腸から細菌がいなくなるとストレスに弱くなる

細菌というと悪いものをイメージしがちですが、実際には有益な細菌のほうが多いのです。そのことが分かる実験をひとつ紹介しましょう[6-41]。

図6―8をご覧ください。白丸の線で示したのは普通のマウス、黒丸で示したのは腸内細菌を持たない〈無菌マウス〉を表しています。これらのマウスに動けなくなるようなストレスを加え、脳から分泌される副腎皮質刺激ホルモン（ACTH）（図左）と副腎皮質から分泌されるコルチコステロン（図右）を測ってみます。第4章で述べたようにACTHもコルチコステロ

ンもストレス時に分泌されるホルモンです。

そうすると、ストレスを負荷したことによって、無菌マウスのほうがＡＣＴＨとコルチコステロンを多く作っているのがわかります。これは、無菌マウスのほうがストレスに強く反応している、つまりストレスに過敏になっていることを表しています。腸内細菌がいないと、ストレスに弱くなるわけです。マウスの実験ですが、ヒトにも当てはまるでしょう。

腸内細菌を無菌マウスに移植すると、ストレス反応は変わるでしょうか？　たとえば病原性の悪玉菌といわれる大腸菌だけを移植すれば、ストレス反応はさらに大きくなってしまいます。でも善玉菌の代表格ビフィズス菌などを入れると、普通のマウスと同じような反応を示すようになります。普通のマウスの糞便を与えるだけでも効果はあるので、腸内細菌叢の多くは有益なのでしょう。普通のストレス反応を示すには、成長の早い段階で腸内細菌を持つ必要があるということです。

この実験を２００４年に行ったのは九州大学の須藤信行《すどうのぶゆき》氏。彼は第４章の章末で紹介したストレス反応の実験を参考に、この実験を組んだといいます。[6-41、42] その後の研究で、無菌マウスがストレスに弱いだけでなく、アレルギーを発症しやすい、不安度が高い、多動、攻撃的になる、などもわかってきています。

腸内細菌が脳に作用する経路として、もっとも有力視されているのが、先にあげた腸管神経系と迷走神経求心性線維を介する経路です。腸内細菌によって消化管の細胞でセロトニンが作られ、それが腸管神経系や迷走神経の受容体に作用することで、私たちの脳に影響を及ぼしている可能性が示唆されています[6-43]。

腸内細菌によって生成される代謝産物も、腸管神経系や迷走神経の受容体に作用することで、脳に情報を運ぶようです。このように脳腸相関に腸内細菌を絡めた考え方を**腸内細菌叢—脳—腸連関**（microbiota-gut-brain axis）とよんでいます。

腸内細菌がつくる短鎖脂肪酸を介する経路も示唆されています[6-43、44]。短鎖脂肪酸のひとつである**酪酸**は、酪酸菌という腸内細菌によって生成されるのですが、動物実験では抗うつ作用を示すことが報告されています。また炎症を抑える作用もあり、炎症性腸疾患の患者さんで酪酸菌が少ないことが確認されています[6-44]。

酪酸をつくる際に材料となるのが食物繊維です。つまり酪酸菌がいても、食物繊維がないと酪酸は生成できません。残念ながら、私たちが口にする食物繊維の量は年々減っています。私たちが取り入れる食物繊維の量と反比例する形で増えているのが、うつ病あるいはアレルギー症状、炎症性腸疾患といった病態です[6-45]。

健康に過ごすにはどうすれば良いか

腸内細菌と人間は、大昔から共に生きてきました。人間よりも遥か前の時代を生きていた細菌たちが、私たちの腸内で生きているというのは神秘的な現象といえましょう。人間と腸内細菌の共生関係が、人類の健康を支えてきたのかもしれません。

腸内細菌との共生を保つために、私たちはどうすればよいのでしょう？

先ほど述べたように、腸内細菌の多くは私たちが不要としている食物繊維を餌にして生きています。食物繊維の少ない食事をしていると、人間の腸に棲みついていたはずの細菌たちは、やがていなくなってしまうでしょう。食物繊維の多い食事を心がけたいですね。

暴飲暴食や偏食、脂肪の多い食事、ストレス、過剰な不安などは、腸内細菌の多様性を失うことが指摘されています[6-40、44]。食品添加物を含んだ加工食品やジャンクフード、固形食品についても同じようなことが言われています[6-39、45]。過剰な清潔志向や抗菌剤、多剤併用も腸内細菌の多様性を失わせるでしょう。腸内細菌の多様性が失われると、病気を誘発する危険因子となりうることも指摘されています。子どもにみられる過敏性腸症候群や不安障害、自閉症、高齢者にみられるパーキンソン病やアルツハイマー病は、腸内細菌の多様性が低いことと関連があるようです[6-30]。

何を食べたらよいのかは、昔からよく言われていることで、専門書でも指摘されていますが、海藻やゴボウなどの食物繊維、大豆やヨーグルトなどの発酵食品、魚介類や野菜、果物などさまざまな食材を少しずつ摂れば、いろいろな腸内細菌が私たちの腸内に棲みつけることでしょう。体調がすぐれないとき、食生活習慣を見直してみるのも一考ですね。手間はかかりますが、副作用はありません。

過敏性腸症候群や不安症状は、自律神経失調症の症状といわれます。食の改善によって腸内細菌の多様性を増やせば、症状は回復できる可能性があるでしょう。「病は腸から」とは古代ギリシャのヒポクラテスが紀元前に残した言葉です。時代を超えて、そのことが実証されつつあります。

本章のポイント

- 自律神経には内臓の感覚を伝える内臓求心性線維がある。迷走神経を通る内臓求心性線維は、もっとも広い範囲の内臓感覚に関わる。
- 内臓求心性線維は交感神経や副交感神経と並行して走っている。
- 内臓求心性線維が運ぶ情報には、尿意など意識できるものがあるが、血圧や血中酸素のように大部分は意識されない。
- 排尿や排泄は副交感神経の働きで促される。内臓の感覚を大切にすると、排泄は進みやすい。
- 高齢者では、環境の変化に自律神経の反応が追いつかないことがある。

・腸の中には独自の自律神経系があり、これを腸管神経系という。
・腸の情報は脳の健康に重要である。腸と脳のつながりを脳腸相関という。
・腸内細菌と人間は共生の関係にある。腸内細菌の多様性を保つことは健康につながる。

第7章

自律神経から考える「心身を整える方法」

——不調の原因を探ってみる

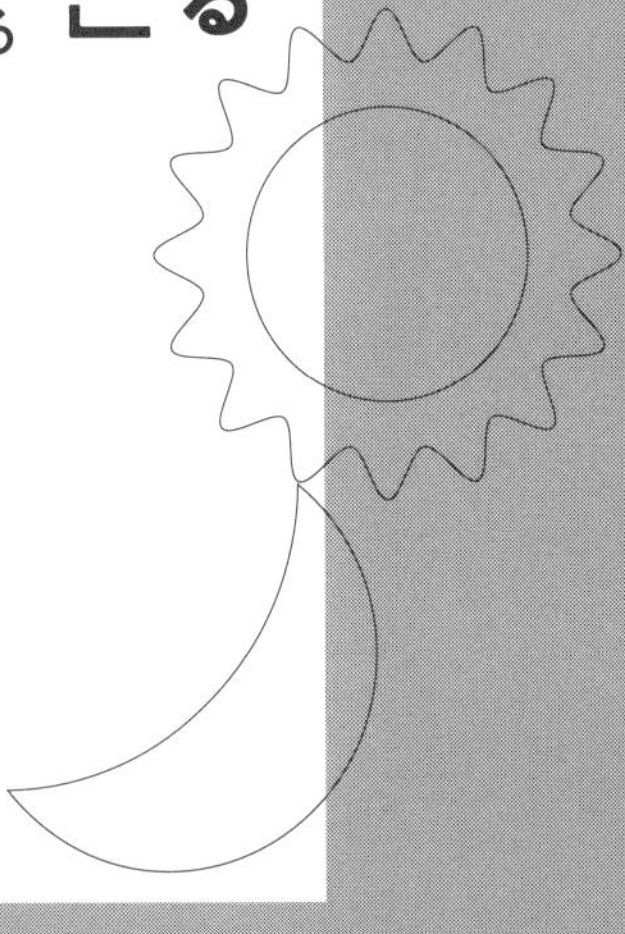

ここまで、自律神経系の交感神経、副交感神経、内臓求心性線維と腸管神経系についてみてきました。自律神経がさまざまな臓器とつながり、外部環境に応じて全身の働きを調整し、身体の内部環境を守っていることがおわかりいただけたでしょうか。健康を維持するために私たちにできることは何なのか。これまで積み重ねてきた知識をもとに考えてみましょう。

自律神経症状とは

自律神経が関係している症状を**自律神経症状**、あるいは**内臓症状**といいます。本章で扱う自律神経症状とは、自律神経の活動が伝達物質や受容体を介して各臓器に伝えられた結果として起きているものです。

自律神経の専門医らによれば、代表的な自律神経症状とは、循環器系ではめまい、ふらつき、立ちくらみ、失神など⬇7-1、6-13。これらは、第6章でみてきた起立性低血圧や食後性低血圧の症状でもありますね。頭痛や胸の痛み、首の後ろから肩への痛み、肩こり、疲労感、脱力感、眠気などの症状が現れることもあるでしょう。

消化器系では腹部膨満感、吐き気、便秘、下痢など。泌尿器系では頻尿、尿意切迫、失禁、残尿など。これらも第6章でみた機能性消化管障害や排尿障害などの症状でしょう。生殖器系では勃起障害。発汗系では皮膚の乾燥、汗がとても多い、汗をかけないなどの症状を呈します。

こうした症状に自律神経が関わっていること自体は間違いないのですが、必ずしも自律神経の障害だけが原因で起きるのではありません。むしろ障害に伴う事例は確率的には少ないかもしれません。たとえば子どもが学校の朝礼で倒れることがありますが、引き金となっているのはずっと立っていることであって、病気によるケースは少ないでしょう。大事な発表の前にトイレに行ったり汗をかいたりするのも、緊張からくる場合が多いですね。このようにストレスや生活習慣の乱れ、あるいは薬剤の誤服用に伴う症状が多いと考えられます。もちろん臓器そのものの疾患によっても症状は起こりえますし、脳や脊髄に病因が隠されているケースもあるでしょう。近年では免疫系に問題のあるケースも絡んでいるといわれます。7-2

自律神経の異常はどうやって調べるのか

自律神経に異常があるかどうかはどうやって調べるのでしょう?

自律神経の活動を直接ヒトでみるのは困難です。そのため、臓器そのものに異常が認められず、自律神経に問題があると疑われるようなケースでは、自律神経の機能検査を行い、臓器の働き具合から間接的に自律神経の活動を推測していきます。

自律神経機能検査には、体位変換に伴う血圧測定、心拍と心電図の解析、発汗試験、サーモグラフィ、消化機能検査、排尿機能検査などがあります。7-1~5 病院によって実施される検査はさまざまでしょう。

検査で異常が認められれば、**自律神経不全**(autonomic failure)、もしくは**自律神経障害**(自律神経疾患／autonomic disorder）と診断され、自律神経障害を専門とする医院のもとで治療することになるでしょう。[7-1〜5] パーキンソン病や糖尿病などの疾患が原因で起きているケースもあります。

じつは「自律神経失調症」の定義はあいまい

自律神経症状はあるものの、検査で異常が認められない場合はあるのでしょうか？

たくさんあります。不定愁訴、あるいはマスメディアでいうところの自律神経失調症はこちらに属するものといえましょう。[7-5]

「自律神経失調症」の定義はあいまいであり、正式な病名ではありません。古くは自律神経系に異常があると予想された症状を自律神経失調症とよんでいました。しかしその後、さまざまな検査が導入されると、自律神経に異常がないものもあることがわかり、現在ではそういうものを「いわゆる自律神経失調症」とよぶに至っています。[7-4〜12] 心因性の内臓症状と言い換えることもできましょう。

心の病によって引き起こされるという概念から、自律神経失調症の治療には抗不安薬が主に用いられてきました。[7-9] しかし第4章や第5章でみてきたように、ストレスや情動によっても胃の動きが悪くなるなど、自律神経症状は起こりえます。つまり精神科の疾患を抱えていなくても、自律神経症状は起こるのです。その場合、誘因となりうるのが「ストレス」や「生活習慣の乱れ」

です。そうしたものによって自律神経の活動のバランスが一時的に崩れている、そう捉えることもできましょう。この場合の治療法は「ストレスの除去」と「生活習慣の改善」が基本であり、これによって症状はかなり軽減されるといわれています。⬇7-10痛みや不安など症状を抑える薬が処方される場合もあるでしょう。

検査で異常がなければ、すべてが心因性といえるのでしょうか？

検査というのは日進月歩の勢いで新たなものが開発されています。たとえ今日の検査で異常が認められなくても、数年後の検査で異常が見つけられる可能性は十分あるでしょう。⬇6-19たとえば少し前の時代、胃潰瘍はストレスが原因とされました。その後ヘリコバクター・ピロリ菌が発見されると、ピロリ菌感染が主因といわれるようになったのです（第4章参照）。

受診する患者の多くは「医学的に説明がつかない」

ストレスなどによって症状が現れるのは内臓に限りません。実際、自律神経失調症の症状は、めまい、肩こり、頭痛、手足の冷え、顔がほてる、動悸、下痢、便秘、胃の調子がおかしいなど内臓の症状は多いものの、手足のしびれや痛み、イライラ、気分がすぐれない、眠れないなど、自律神経以外に問題があると思われる症状も含まれているのです。⬇7-4〜10

欧米では、検査で異常が認められない身体の症状に「**医学的に説明がつかない症状**（medically unexplained symptoms：MUS）」、あるいは「**機能性身体症候群**（functional somatic syndromes：

FSS)」といった病名が使われており、[7-4,8] 自律神経失調症という用語は使いません。外来を訪れる患者の35～60%がMUSといわれ、[7-13] その中には過敏性腸症候群や慢性疲労症候群、痛み、うつや不安障害も含まれるようです。[7-4,8] MUSは日本でも自律神経失調症に代わる名称として使われ始めています。医学的に説明がつかない症状とは、そのものずばりという感じですね。MUSの治療もストレスの除去、あるいはストレスの軽減を図る方法がとられており、認知行動療法などの心理療法が主体のようです。[7-14]

自律神経症状　4つのタイプ

アメリカのデイビッド・ゴールドシュタインは自律神経症状に取り組む自律神経専門医です。この病に対する彼の考え方を紹介したいと思います。[7-15～17]

ゴールドシュタインの考え方の基本は、検査の異常の有無にかかわらず、自律神経症状を呈するものすべてを**Dysautonomia**とよんでいる点です。Dysautonomiaというのは「自律神経疾患」とも「自律神経症状」とも訳せますが、彼はMind-Body Disorderともよんでいます。心と身体が関わっている病態ということですね。

自律神経症状は大まかに4つのタイプに分けられるといいます。

1　交感神経系の機能低下による

2　交感神経系の機能亢進による

3　副交感神経系の機能低下による

4　副交感神経系の機能亢進による

すべての症状がこの4つにきれいに分類できるわけではありませんが、自律神経系の遠心性神経である交感神経系と副交感神経系の特徴を踏まえたわかりやすい分類法といえましょう。

米国の自律神経専門医はどうやって問診するか

患者はどのように4つのタイプに分類できるのでしょう？　問診が大きな決め手になります。

彼の問診の例をみていきましょう。

「立ったり、食べた後にふらついたり、立ちくらみはありませんか？」

これに答えられなければ、

「お買い物はどなたがしていますか？」

立っているのが辛ければ、買い物を人に頼むと思われるからです。

「レジに並べますか？」

という聞き方もあります。ふらつきやすいということであれば起立性低血圧が疑われ、交感神経系の機能が低下している可能性があるでしょう。

「便秘はありませんか？」

便秘であれば、副交感神経系の機能低下が疑われます。

「汗はかけますか？」

汗がかなり多いということであれば、汗は交感神経支配ですから、交感神経系の機能亢進が疑われます。

「排泄に支障はないですか？」

トイレに行く回数が多いなどは、副交感神経系の機能亢進に分類されるでしょう。

「ツバは出ますか？」

この質問はおもしろいですよね。ツバは唾液ですから、副交感神経が正常に機能しているかどうかを探っているわけです。

こうした問診によって、患者の自律神経症状が先ほどの4つの分類のどれにあてはまるか、およその見当がつくといいます（表7−1）。

ゴールドシュタインの分類はわかりやすい一方で、疑問を投げかける専門家もいるでしょう。たとえば起立性低血圧のような起立性調節障害には、交感神経の活動低下によるもの以外に副交感神経の活動亢進によるものもあるといわれます。⬇7-4、6-13また便秘は交感神経活動の過剰にもよるでしょう。このように交感神経活動の異常によると思われる症状に副交感神経活動が関わっていることもあれば、副交感神経活動の異常によると思われる症状が、じつは交感神経活動の異常によって引き起こされている可能性もあるわけです。実際の臨床の症状を交感神経の異常それとも

交感神経系、もしくは交感神経-副腎髄質系の活動低下で起こりえる症状

- 立ったときに、めまいやふらつきが起きる（起立性低血圧など）
- たくさん食べた後にクラクラする（食後性低血圧）
- 汗が異常に少ない（この場合はアセチルコリンが関与）

そのほか、縮瞳、低血糖、疲労感……など

交感神経系、もしくは交感神経-副腎髄質系の活動亢進で起こりえる症状

- 顔面蒼白
- 血圧が高め
- 頻脈
- 汗が異常に多い（この場合はアセチルコリンが関与）
- 散瞳
- 高血糖

そのほか、唾液が濃い・ネバつく（相対的に水様の唾液が少ない）、震えが起きやすい、鳥肌が立ちやすい……など

副交感神経系の活動低下で起こりえる症状

- ドライマウス
- 便秘

そのほか、ドライアイ、排尿が難しい、頻脈、勃起障害、散瞳……など

副交感神経系の活動亢進で起こりえる症状

- 唾液が多い
- 徐脈
- 吐き気や嘔吐（消化管にいく神経活動が高いため）
- 下痢

そのほか、縮瞳、トイレに頻繁に行く、涙が多い、気管支の収縮、胃酸過多……など

表7-1　ゴールドシュタインによる自律神経症状の分類
自律神経の活動の亢進・低下によって、体にどのような症状が出るかをまとめた　*参考文献7-15,16をもとに作成

副交感神経の異常というふうにはっきりと区分するのは難しく、教科書や自律神経の専門書で区分がなされていないのは、そのためでしょう。

病人に見えず、怠けているように見られてしまう

ゴールドシュタインのような専門医は少なく、Dysautonomiaの診断はなかなかつかない、だから患者は診断を求めて病院を転々としてしまう、それが実状のようです。

なぜ診断がつかないのでしょう? ゴールドシュタインによれば、自律神経症状と自律神経の関係について学んでいる医師がそもそも少ないということがあるようです。問診に十分な時間をかけられないこともあるかもしれません。最終的にはほとんどが心身症と診断されているようです。日本の自律神経失調症と似た状況ですよね。

患者は一見すると病人に見えないといいます。病人には見えないのに、立っていられない。あるいは起き上がれないほど疲れやすい。だから傍《はた》からみると怠けているように捉えられてしまう。

こうした症状を起こす原因として、ゴールドシュタインが第一にあげているのは薬です[⬇7-15、16]。その一方で症状を軽減する手段としてあげられているのも薬です。薬の使い方は簡単でないということかもしれません。なお心因性と考えられる症状に関しては、ストレスが最大の誘因ということです。

Dysautonomiaの治療法は確立されていません。治療に際しては患者も医師も試行錯誤であり、患者は患者同士の話から、医師は患者から学んでいく姿勢が大事であると述べています。障害をもつ当事者が一番の専門家、とも言っています。提言しているのは「Living with Dysautonomia」、病気を受け入れるという考え方ですね。Dysautonomiaの回復までには時間がかかるのが一般的だからです。

コラム2　大塚正徳先生のお話

アミノ酸とペプチドが神経伝達物質であることを実証した大塚正徳先生（第0章参照）は、どうして薬理学の道に進んだのでしょう？

お話を伺ったところ、第二次世界大戦の前も後も、治療とよべるものはほとんどなかったということです。精神疾患の治療にしても薬物による治療などなく、患者が逃げないよう、拘束するのがあたりまえだった時代。そんな時代に「ペニシリン」は登場しました。

ペニシリンは、そもそもはイギリスの医師 アレキサンダー・フレミング（1881－1955年）がアオカビから発見したもの。アオカビに細菌の増殖を抑える働きがあることを、フレミングは1929年に報告しています。今からおよそ100年前、昭和の時代に入ってまもなく、大塚先生が生まれた年のことです。その時代、フレミングの発表はなんの関心も呼ばず、フレミング自身もそれが人の命を救うようになるとは思わなかったようです。

それから8年、ペニシリンに目を留めたのは、ハワード・フローリー（1898-1968年）とエルンスト・チェーン（1906-1979年）というイギリス・オックスフォード大学に勤める2人の化学者です。彼らはペニシリンの優れた抗菌活性に気づき、薬としての可能性を探ります。1940年、精製したわずかなペニシリンを初めてマウスに投与しました。あくる41年には敗血症の患者にも投与しています。残念ながらこの時は精製したペニシリンの量が足りず、患者を助けることはできませんでした。44年にアメリカで大量製造されると、抗菌薬として病原菌を死滅させ、多くの負傷兵を救うことになるのです。

ペニシリンに続く抗菌薬ストレプトマイシンは44年に世に出ました。死因のトップが結核だった時代、結核に罹れば手の施しようもなかったのに、ストレプトマイシンを使うと、それまで亡くなっていった患者さんが嘘のように助かっていくのです。薬が命を救った時代でした。

戦後まもなく、日本ではストレプトマイシンはアメリカの進駐軍からだけ手に入れられるもの

でした。大塚先生はこの頃、岡治道《おかはるみち》という病理学の教授の講義を受けることになります。結核の権威だった教授は、

「またインチキ、またダメかと思ったけれど、今度ばかりは違った」

とストレプトマイシンの威力について講義中に語ったそうです。その言葉は大塚先生にとってよほど印象深かったのでしょう。医学部を卒業後、薬理学の道に進みます。1950年代、薬理学は治療学そのものだったのです。

昭和という時代を振り返ると、「医学は0から100に進歩した」ということができます。それに伴って人生は2倍の長さになりました。

自律神経症状に苦しむ人が増えているわけ

さて、ラングレーが自律神経系を交感神経系と副交感神経系と腸管神経系の3つに分類してから120年が過ぎます。その間、自律神経系の求心路と遠心路の詳細は次々と解明され、私たちは自律神経系に関する知識をたくさん持つようになりました。それなのに、なぜだか増えている

のは自律神経の症状に苦しむ人々です。

その原因にストレスや生活習慣が関わっていることは間違いありません。しかしストレスはいつの時代にもあるもの。昔はなかったのに、この一世紀で増えたものにも原因があるのでしょう。

この一世紀で増えたもの？　テレビ、冷蔵庫、洗濯機、エアコン、飛行機、コンピューター、パソコン、スマホ、ＳＮＳ……数え切れないほどの便利な品々。そしてプラスチックや農薬などに含まれる幾万もの合成化学物質。マイクロプラスチックを飲み込んでしまう海の魚たちが苦しむように、人体には何百種類もの化学物質が蓄積していると推定され、それによる健康被害はもちろんあるでしょう。[5-1、7-22] 化学物質過敏症やシックハウス症候群により自律神経症状が現れることはよく知られています。

ここでは、この一世紀に増えたものの一つとして薬を取り上げてみましょう。

第1章でお話ししたように、神経伝達物質や受容体が次々とわかっていく中で、そうした知識に基づいて交感神経あるいは副交感神経の働きを強めたり弱めたりする薬は次から次へと開発されてきました。同時進行で経済の発展、消費社会も進みました。

自律神経系は、あらゆる内臓、さらには全身の血管に分布し、それらの機能を支配しています。どこの器官につながっている自律神経も、共通の伝達物質と受容体を介して器官に働きかけています。ですから臓器の働きを強めたり弱めたりしようと、受容体を遮断もしくは刺激するような薬剤を用いれば、全身に影響が出てしまいうるのです。

求める効果と異なる作用が現れるのはある意味当然なのですが、それを副作用と私たちはよんでいるのでしょう。汗を止める薬で口が乾いたり、喘息や過活動膀胱の薬で便秘になったりするのはこのためでしたね。

精神病薬や抗菌薬など、自律神経系以外の薬も前世紀に発見され、その種類は今も増え続けています。精神病薬について触れると、1950年代に登場したレセルピンは、拘束による精神病治療をなくしてしまうほどの画期的な発見でした。[7-18] またコラム2でも触れたように、戦中・戦後に発見された抗菌薬のおかげで不治の病はいくつも克服され、寿命は延びました。しかし、そういった薬が自律神経症状をひき起こしている可能性もあるでしょう。現にレセルピンには血圧を下げる作用がありますし、ある種の抗うつ薬（三環系抗うつ薬）では便秘や排尿障害が現れうることが知られています。これは三環系抗うつ薬がムスカリン受容体を阻害し、副交感神経の働きを弱めるためです（第6章参照）。抗不安薬（睡眠薬）によってふらつき、転びやすくなることもありますね。

前章で述べたように、抗菌薬の使用が腸内細菌叢の多様性を失わせているという報告もあります。[6-30、39、40、44] 多様性が失われれば、アレルギーの症状や腸の症状、認知機能に影響しうるのは先に述べた通りです。

このように、薬というものは私たちの体内に入り、生体の機能を変えることによって症状を軽減したり治したりするのですが、ほとんどの場合、その働きは体の一ヵ所に留まらず、多くの部位に及ぶのです。[7-18]

高齢者では、多すぎる薬が不調の原因かもしれない

本書の前半でヤボランジやベラドンナ、キノコやニコチンの話をしました。それらは動物に食べられないため、植物が自らを守るための、いわゆる「毒」なわけです。それゆえ、そうした毒を摂りすぎてしまうと、動物も人間も具合が悪くなってしまいます。自律神経の受容体に作用する薬の多くは、ヤボランジやベラドンナを真似たようなものですから、量次第では毒に近いものと考えることができますね。

時代とともに処方される薬は多岐に及び、幾多もの投薬を受けている方もおられるでしょう。今日は循環器科、明日は消化器科、明後日は整形外科へと通う高齢者も多いのではないでしょうか。日本老年医学会によれば、薬が6つ以上になると、ふらつきや転倒を起こす人が増えるそうです。そのほか、物忘れ、うつ、頭がボーっとしたりする症状、食欲低下、便秘、排尿障害なども起こりやすくなるといいます。[7-19] 高齢者でこういった副作用が多くなるのは、薬が効きすぎてしまうためでもあります。東京大学医学部附属病院老年病科の秋下雅弘氏は薬を5種類以下に減らし、生活習慣を見直す方法もあることを指摘しています。[7-20]

高齢者の薬との付き合い方としては、自己判断で薬の使用を中断しない、使っている薬は医院や薬局で必ず伝える、むやみに薬を欲しがらない、若い頃と同じだと思わない、医師と相談のうえで薬は優先順位を考えて最小限に、とされています。[7-19、20]

自律神経症状に薬が効くと感じている方も多いかもしれません。その通りでしょう。でもすべてが薬の効果といえるでしょうか？　もしかしたら薬をもらって安心、これで治るという気持ちも働いているかもしれません。薬の効果を10／10とすると、偽薬においても4／10（幅がある）の効果があることが知られています。[7-4]

自律神経症状が増えているといわれる一方で、同じような症状を訴える患者は以前からもいた、そうみる向きもあります。以前も患者はいたけれど、あえてそれを病気として扱っていなかった、そういうことです。

たとえば今から40年ほど前、夜間頻尿で病院を訪れる患者さんはほとんどいなかったといいます。[6-18]従来は「気のせい、考えすぎ、ストレス、心配しないで大丈夫」などで済んでいたのかもしれません。[7-21]それがよかったのか、それとも悪かったのか、おそらく両面があるのでしょう。

心と体の健康を維持する8つの方法——私たちにできることとは

それでは、自律神経の活動に伴う心身の不調を来さないために、私たちにできることはなんなのでしょう？　本書の内容を振り返りながら、考えてみましょう。

①　自分の意思で自律神経を調節してみましょう

第1章で述べたように、自律神経系は本来、意思とは無関係な不随意神経系です。とはいえ、自律神経の活動には、私たちの気持ちや生活習慣がしっかりと反映されます。ゆっくり休む（交感神経を休める）、少し歩く（交感神経を促す）など、生活習慣を少し変えてみることで自律神経系の働きを調整できるのです。自分の意思による自律神経系の調節は非常に細やかで、薬によるオン・オフの調節よりも効き目は弱いかもしれません。その代わり、副作用はありません。

②　ストレスを緩和し、交感神経の過度な活動を休めましょう

第4章でみたように、ストレスがかかると交感神経―副腎髄質系が働きます。過度なストレスともなれば交感神経は休む間がありません。交感神経の過度な活動を休めるためにも、リラックスできる時間帯は大切ですね。

何をするとリラックスできるかは、人によって異なるでしょう。好きな音楽を聴くとか、ゆっくり寝る、お茶の時間をとる、マッサージ……など。電話で親しい人と話すだけでも、気分が晴れますよね。皮膚への刺激や共感することによって、脳内でオキシトシンが生成され、それがストレスを和らげるのでしょう（第4章参照）。共感という意味では、動物と接したり、落語をみ

て笑ったり、ドラマをみて感動したり、スポーツ観戦などもあるでしょう（第2章参照）。優しい笑顔は自分だけでなく、他人をも癒しますね。ラベンダーなど好きな香りが心を静めてくれることもあるでしょう。

③　体を動かし、弱った交感神経の調節機能を活性化することも大事です

ストレスの緩和というと、交感神経の活動を鎮めることばかりを考えがちですが、交感神経の活動が弱まりすぎると、ふらついたり、体温の調節がスムーズにいかなくなってしまいます。

季節の変わり目、あるいは寒暖差の激しい時期に体調を崩しやすいのは、ひとつには交感神経の働きが気温の変化に追いつかないこともあるでしょう。交感神経はストレスに対応する上でも、日常の生活を支える上でも極めて重要な神経。活力の源となる神経といえましょう。

ストレスのせいでうつ気味になっているような場合には、森林や川沿いなどを散策する、庭いじりをする、小さなボランティアをしてみる、旅に出るなど、体を動かすのがいいでしょう。体を動かせば交感神経の活動は高まり、活力は湧くでしょう。

自律神経症状が増えている原因のひとつとして、人間が体を使わなくなったことが挙げられています。背景には、数々の便利な電化製品が前世紀から普及しはじめた現実があるでしょう。スイッチひとつ入れるにも、動かなくて済む時代。その意味でいうと、自律神経症状は、生活習慣

病の一種あるいは現代病とも捉えられましょう。心身の健康のためには、楽をしすぎないのがいいですね。

普段の生活でも体は十分に動かせます。お買い物のついでにちょっと外を歩くとか、通勤の途中で一駅分歩いてみる、駅で階段を使う、ペットと散歩する、そのくらいの習慣で交感神経の働きは促されます。外の空気を吸えば気分もリフレッシュできますね。

三度の食事を作っている高齢の方なら、それだけでも結構な運動量といえましょう。メニューを考え、包丁を握り、台所に立つのは、頭と手と足に刺激を加えること。第3章で述べたように、体性—自律神経反射によって脳の活性化にもつながるでしょう。手作りのご馳走で、交感神経系とともに副交感神経系、腸管神経系も促されますね。

ヨガやスイミング、体操などもいいですね。仲間と話すことでストレスが抑えられる可能性もありますし、ふだん使わない筋肉を動かせる、呼吸筋を鍛える意味もありましょう（第5章参照）。

④ 夜はしっかりと睡眠をとって副交感神経の活動を高め、交感神経の活動を休めてあげましょう

第1章で述べたように、自律神経は生きている限り活動し続けている神経です。常に働いている神経なので、活動の強い状態が続けば、神経は疲労しきってしまいます。神経の活動を休めてあげることも大事です。交感神経の活動を休める一番の方法が、睡眠やお茶の時間。そうした時

間によって副交感神経の活動が高まった場合には、相対的に交感神経の過度な活動を休ませることができます。副交感神経の活動に伴って、体に必要なエネルギーも準備できるでしょう。

夜はぐっすり眠れるのが一番ですが、ぐっすりとまではいかなくても、お布団に入っているだけでも、ある程度は交感神経を休められるでしょう。眠れないからといってイライラしないほうがいいですね。

眠りにつきにくいということであれば、お布団に入ってからのスマホはやめましょう。夜間の光、デジタル機器の使用はメラトニンの分泌低下につながりえます（第5章参照）。逆に朝が起きられないということであれば、朝はカーテンを開けて朝陽を浴びましょう。光を通すカーテンは自然な目覚めを助けてくれます。朝起きないと、夜は眠れません。昼間寝すぎても、夜は眠れません。

昼間はしっかりと動いて交感神経の働きを促し、夜はしっかりと休んで副交感神経の働きを促す。そうしたメリハリのついた生活を心がけると、交感神経と副交感神経の活動をバランスよく促し、そして休められ、心身の健康を保ちやすくなるでしょう。

⑤ 腸管神経系の活動を高め、内臓求心性線維の活動にも耳を傾けましょう

第6章で述べたように、食生活には気を配りましょう。少しずつ多種類のものを食し、いろいろな腸内細菌が腸に棲みつけるよう、彼らの栄養となるような食品も取り入れたいですね。ぬか

漬けやヨーグルトなど、昔に比べて手軽に作れるのはありがたいことです。若いときは何を食べても体を壊すことはほとんどありませんが、私自身は「現在の食生活が10年後の自分を作る」というふうに考えて生活しています。

第6章でお話ししたように、自分の内臓感覚を大切にしましょう。朝の大蠕動を利用して排泄を行う、無理のない程度にゆっくりと呼吸をする、などがありますね。

⑥ 患者同士で情報を共有し、生活の工夫をしましょう

内臓を整えるために、私たちにできる小さな工夫もあるでしょう。

一例をあげます。米寿を迎える私の母は難病を患い、ステロイドが手放せません。ステロイドの副作用だけでも辛いのに、生野菜を食べないよう指導されています。野菜はカリウムを多く含み、カリウムが増えると腎機能に影響するからです。でも彼女は野菜が好きです。そこで野菜を茹でたり、レタスを細かく刻み、水で洗い流してから食べています。カリウムは細胞内に多く含まれるので、細胞さえ壊せば多少なりとも洗い流せるのです。

そうした小さな工夫で、食事の制限は緩和され、自分の生活スタイルや体調を維持できるのではないでしょうか。

そうした情報を患者同士で共有すれば、多くの人のＱＯＬは改善されうるでしょう。そして患者のそうした情報に医師が耳を傾ければ、他の患者にアドバイスができるでしょう。

医師の多くは、患者ほど高齢ではありません。高齢者あるいは高齢者の病について知識は持っていても、高齢になってみないとわからないことはたくさんあります。高齢者の工夫から教わることは多いでしょう。

⑦　目や耳など脳への負担を減らし、自律神経を休めましょう――情報化社会への対応

自律神経系症状が増えている背景には、情報化社会の影響もあるでしょう。インターネットを介する容赦のない言葉の拡散は、人を絶えず恐怖にさらし、心身をボロボロにします。

また、スマホの画面ばかり注視していると、脳も自律神経も休む暇がありません。画面に集中し、適切に情報を処理するため、私たちの交感神経の活動は活発になっています。一方、近くを見るときには近くの物体に焦点を合わせるため、目のレンズの厚みを変える筋肉につながっている副交感神経の活動が高まります。近くばかりを見ていると、目の副交感神経が過活動状態になっているということですね。

脳と自律神経の過度な活動を休ませるため、画面から目を離してみませんか。遠くを見れば、目にいく副交感神経の働きは休められます。何気ない景色に癒されることもあるでしょう。物思いにふける時間をつくってあげれば、交感神経や脳の過度な興奮も抑えられるでしょう。ボーッとしている時間は、決して無駄ではありません。いいアイデアが思い浮かぶのは、大概そのようなときです。

⑧ 超資本主義社会に無理にあわせる必要はありません

資本主義社会は少しずつ綻びが出てきています。経済の発展にこだわるあまり、森林の伐採や環境破壊は進み、有害物質による環境問題で地球の健康は壊されています。7-22同じように、私たち自身の健康も損なわれています。

ケニアのワンガリ・マータイ（1940-2011年）が提唱したように、地球を守りたいなら、「MOTTAINAI」の精神が求められます。「足るを知る」というこの精神は、私たち自身の健康にも重要と考えます。

利益ばかりを追求していると、あらゆる神経系は疲弊してしまうでしょう。経済の発展やグローバル化の名の下に、小さな商店が次々と廃業に追い込まれるのは寂しい風景です。技術や文化を残し、自給率を上げるなど、利益や効率より大切なことはたくさんありましょう。

皆さんにとって一番大切なものはなんですか？　愛する人でしょうか？　あるいは夢、自由のようなものでしょうか？　多くを求めすぎず、自分なりの生き方を大切にすると、少しは生きやすくなるかもしれません。利益よりも優しさや愛、真実を選ぶ人々が、生きられるような社会が望まれます。

思えば動物は太陽のリズムに従って寝起きし、リズムを崩さずに生きています。彼らは口に入れるものに対しても非常に敏感で、滅多にお腹を壊したりしませんね。昼間は餌をとらえるために走り、夜は疲れて休む。ストレスも当然ありましょう。でも彼らは自律神経系のバランスを絶妙に保ちながらたくましく生きています。

東洋医学では、自然のリズムに身体のリズムが調和していれば健康と考えます。バランスが崩れ、不調に陥った状態であっても、自らに備わっている自然治癒力で回復できるというのが思想の真髄です。そうした考え方は江戸時代の儒学者・貝原益軒《かいばらえきけん》の「養生訓」にみることもでき、よい生活習慣の継続が健康増進、病気の予防につながると記されています。

本書を通じて読者の皆さんが自律神経系への理解を深め、自律神経症状の改善につながることを願っています。

本章のポイント

- 自律神経症状は内臓症状ともいわれ、心と身体が関わっている。
- 循環器系の自律神経症状にはめまい、ふらつきなど、消化器系の症状には下痢、便秘など、泌尿器系の症状には頻尿などがある。
- 自律神経失調症の原因はよくわかっていない。ストレス、生活習慣の乱れ、薬の過剰摂取で症状が起こりやすい。

・自律神経の受容体に作用する薬は、全身に影響する可能性が高い。
・自律神経活動の調整は意思によってある程度可能である。たとえば体を動かすと交感神経活動を、リラックスすると副交感神経活動を高められ、自律神経のバランスをとることで症状を軽減できる。
・現代社会は利益や効率を求めるあまり交感神経活動を高めすぎ、心身の不調を招いている可能性がある。
・よい生活習慣の継続が自然治癒力を高め、病気の予防につながる。

おわりに

コロナ下で執筆のお話をいただいてから、もうすぐ2年を迎えます。病気のことは専門外なので書けないなど、講談社ブルーバックス編集部の家田有美子氏にはずいぶんご迷惑をおかけしました。出だしはのんびりとした船旅のような展開だったのですが、途中で大きな岩にぶつかり、あわや遭難という場面もありました。最後の数ヵ月間は嵐を感じさせるような怒濤の日々でしたが、なんとか無事港に辿り着けそうなのは、家田氏の優しい舵取りがあったおかげです。共に旅した日々がもうすぐ終わるかと思うと、寂しさがこみ上げます。

春は別れのある寂しい季節ですね。私の勤める大学でもスーツに身を包んだ卵さんたちが新たな巣立ちを迎えようとしています。コロナに見舞われる前に入学した彼らとは、たった1年間の対面授業でした。優しい眼差しで真剣に講義を聞いてくれた一人ひとりの顔が思い出されます。若い人々がそれぞれの夢に向かって羽ばたけることを、切に願っています。

執筆にあたり、ご協力をいただいた大塚正徳氏（東京医科歯科大学・名誉教授）、佐藤優子氏（人間総合科学大学・名誉教授）、青木直美氏（医療ジャーナリスト）、鈴木聖梧氏（医師）に謝意を表します。講談社の皆様、とりわけ家田氏には終始親身な励ましと適切なアドバイスをいただき、心より深く感謝いたします。

出書房新社／2016年）
⇨ 6-40 福田真嗣：編『改訂版　もっとよくわかる腸内細菌叢』（羊土社／2022年）
⇨ 6-41 Sudo N. et al. J Physiol 558.1 : 263-275, 2004.
⇨ 6-42 須藤信行．ヘルシスト242, 2017.
⇨ 6-43 須藤信行．Progress in Med 40 : 201-205, 2020.
⇨ 6-44 内藤裕二『すべての臨床医が知っておきたい腸内細菌叢』（羊土社／2021年）
⇨ 6-45 藤田紘一郎『こころの免疫学』（新潮選書／2011年）

第　7　章

⇨ 7-1 荒木信夫．日本内科学会雑誌100（9）2708-2714, 2011.
⇨ 7-2 朝比奈正人．ヘルシスト236, 2016.
⇨ 7-3 山元敏正．JOHNS 31（8）988-990, 2015.
⇨ 7-4 榊原隆次、榊原隆次・内田さえ：編著『自律神経　―初めて学ぶ方のためのマニュアル』p13-61（中外医学社／2022年）
⇨ 7-5 東邦大学佐倉病院脳神経内科：
https://www.lab.toho-u.ac.jp/med/sakura/neurology/guide/treatment/treatment11.html
⇨ 7-6 日本臨床内科医会：https://www.japha.jp/doc/byoki/019.pdf
⇨ 7-7 朝比奈正人．自律神経59：266-269, 2022.
⇨ 7-8 端詰勝敬．心身医61（2）172-176, 2021.
⇨ 7-9 筒井末春．児心身誌14（1）14-24, 2005.
⇨ 7-10 田村直俊．血圧24（11）770-773, 2017.
⇨ 7-11 田村直俊．自律神経52：2-5, 2015.
⇨ 7-12 宇尾野公義．臨床と研究55（6）1683-1688, 1978.
⇨ 7-13 den Boer C et al. J Psychosomatic Res 117: 32-40, 2019.
⇨ 7-14 岡田宏基．心身医54（11）991-1000, 2014.
⇨ 7-15 David Goldstein: Introduction to Autonomic Medicine Course. アメリカ自律神経学会
https://thedysautonomiaproject.org/introduction-to-autonomic-medicine-course/
⇨ 7-16 David Goldstein: Principles of Autonomic Medicine
https://www.dysautonomiainternational.org/page.php?ID=221
⇨ 7-17 Freeman, Goldstein, Thompson. The Dysautonomia project, Bardolf & Company, 2015.
⇨ 7-18 石坂哲夫『くすりの歴史』（日本評論社／1979年）
⇨ 7-19 日本老年医学会ほか
https://www.jpn-geriat-soc.or.jp/info/topics/pdf/20161117_01_01.pdf
⇨ 7-20 秋下雅弘『薬は5種類まで　中高年の賢い薬の飲み方』（PHP新書／2014年）
⇨ 7-21 福永幹彦．心身医53：1104-1111, 2013.
⇨ 7-22 鈴木郁子ほか『人間と生活　地球の健康を考える』（錦房／2021年）

⇨ 6-6 ユニ・チャームトレパンマンHP
https://www.torepanman.jp/ja/navi/01.html
⇨ 6-7 George CPL et al. J Clin Endocrinol Met 41 (2) 332-338, 1975.
⇨ 6-8 Asplund R. Netherlands J Med 60 (7) 276-280, 2002.
⇨ 6-9 武井実根雄．臨牀と研究98（4）445-452, 2021.
⇨ 6-10 日本臨床内科医会．https://www.japha.jp/doc/byoki/039.pdf
⇨ 6-11 橋田岳也、榊原隆次・内田さえ：編著『自律神経　—初めて学ぶ方のためのマニュアル』p190-218（中外医学社／2022年）
⇨ 6-12 井川靖彦．泌尿器外科 32（特）208-211, 2019.
⇨ 6-13 日本神経治療学会．神経治療33（6）655-688, 2016.
⇨ 6-14 朝比奈正人．神経治療33（3）368-372, 2016.
⇨ 6-15 岩瀬敏．日本医事新報4532：98-99, 2011.
⇨ 6-16 Enhörning S et al. J Intern Med. 292 (2) 365-376, 2022.
⇨ 6-17 石塚修ほか．Urology View8（3）33-39, 2010.
⇨ 6-18 石塚修．信州医学雑誌64：1-2, 2016.
⇨ 6-19 福土審．日本消化器雑誌 117：834-839, 2020.
⇨ 6-20 板東浩．肥満と糖尿病10（3）400-402, 2011.
⇨ 6-21 波多野正和、亀井浩行．薬局72（10）3057-3065, 2021.
⇨ 6-22 竹田努、水原章仁．薬事64（5）913-919, 2022.
⇨ 6-23 榊原隆次：https://www.lab.toho-u.ac.jp/med/sakura/neurology/guide/media/f6jq0o00000002sr-att/leaf_20210406.pdf
⇨ 6-24 鎌田和浩、内藤裕二．最新医学73（12）1647-1653, 2018.
⇨ 6-25 朝比奈正人：https://www.premedi.co.jp/お医者さんオンライン/h01875/
⇨ 6-26 Collins KJ. Autonomic Failure. 1983. に基づく 佐藤昭夫「老年者の自律神経」，老化と疾患9（10）1347-1354, 1996.より
⇨ 6-27 Bitsios P et al. Age and Ageing 25 : 432-438, 1996. に基づく 内田さえ「反射」，『からだの年齢事典』（朝倉書店／2008年）より
⇨ 6-28 マイケル・ガーション：著、古川奈々子：訳『セカンドブレイン　腸にも脳がある！』（小学館／2000年）
⇨ 6-29 井村徹也：京都府立医科大学付属北部医療センター誌6：2-9, 2020.
⇨ 6-30 エムラン・メイヤー：著、高橋洋：訳『腸と脳　体内の会話はいかにあなたの気分や選択や健康を左右するか』（紀伊国屋書店／2018年）
⇨ 6-31 Spencer NJ, Hu H. Nat Rev Gastroenterol Hepatol 17 (6) 338-351, 2020.
⇨ 6-32 上園保仁、須藤結香．医学のあゆみ238（10）904-908, 2011.
⇨ 6-33 Yoo BB, Mazmanian SK. Immunity 46 (6) 910-926, 2017.
⇨ 6-34 Fülling C. et al. Neuron 101 : 998-1002, 2019.
⇨ 6-35 川島紘一郎、榊原隆次・内田さえ：編著『自律神経　—初めて学ぶ方のためのマニュアル』p104-116（中外医学社／2022年）
⇨ 6-36 Groves DA, Brown VJ. Neurosci Biobehav Rev.29 : 493-500, 2005.
⇨ 6-37 山本貴道．Brain and Nerve 74（8）991-995, 2022.
⇨ 6-38 吉野敦雄ほか．Brain and Nerve 74（8）997-1001, 2022.
⇨ 6-39 アランナ・コリン：著、矢野真千子：訳『あなたの体は9割が細菌』（河

⇨ 4-9 Taylor S et al. Psychological Rev 107(3)411-429, 2000.
⇨ 4-10 Uvnäs-Moberg K：著、瀬尾智子ほか：訳『オキシトシン　私たちのからだがつくる安らぎの物質』（晶文社／2008年）
⇨ 4-11 鈴木郁子、有田秀穂．Clin Neurosci 21 : 1416-1418, 2003.
⇨ 4-12 尾仲達史．心身医54（7）643-656, 2014.
⇨ 4-13 高橋徳．医学のあゆみ238（10）968-971, 2011.
⇨ 4-14 Pati D et al. Current Opinion in Endocrine and Metab Res 26 : 100382, 2022.
⇨ 4-15 Taylor S. PNAS 107 (19) 8507-8512, 2010.
⇨ 4-16 Liu D et al. Science 277 : 1659-1662, 1997.

第 5 章

⇨ 5-1 佐藤優子ほか『人間科学論』（人間総合科学大学／2001年）
⇨ 5-2 時実利彦『脳の話』（岩波書店／1962年）
⇨ 5-3 桑木共之、本間生夫・帯津良一：編『情動と呼吸』p46-68（朝倉書店／2016年）
⇨ 5-4 上田陽一．日薬理誌126 : 179-183, 2005.
⇨ 5-5 仙波恵美子、榊原隆次・内田さえ：編著『自律神経　―初めて学ぶ方のためのマニュアル』p73-94（中外医学社／2022年）
⇨ 5-6 Ekman P et al. Science, 221 : 1208-1210, 1983.
⇨ 5-7 Collet C et al. J Autonomic Nervous System, 62 : 45-47, 1997.
⇨ 5-8 三木成夫『海・呼吸・古代形象』（うぶすな書院／1992年）
⇨ 5-9 有田秀穂『医者が教える正しい呼吸法』（かんき出版／2013年）
⇨ 5-10 David Robertsonほか『ロバートソン自律神経学　第３版』（エルゼビア・ジャパン／2015年）
⇨ 5-11 山口賀章、岡村均．日本臨床71（増5）705-710, 2013.
⇨ 5-12 中尾篤人．日小ア誌35：1-7, 2021.
⇨ 5-13 鈴木一博．最新医学73（4）580-585, 2018.
⇨ 5-14 Scheiermann C et al. Immunity 37 (2) 290-301, 2012.
⇨ 5-15 加藤秀夫ほか．東北女子大学・東北女子短期大学紀要52：11-20, 2013.
⇨ 5-16 樋口重和．時間生物学14（1）13-20, 2008.
⇨ 5-17 三島和夫．日本臨牀70（7）1139-1144, 2012.
⇨ 5-18 西多昌規．診断と治療 103（10）1363-1366, 2015.
⇨ 5-19 永井成美．臨床栄養136（3）305-312, 2020.
⇨ 5-20 Konturek PC et al. J Physiol Pharmacology 62（2）139-150, 2011.

第 6 章

⇨ 6-1 Agostoni E. 'et al J Physiol 135 : 182-205, 1957.
⇨ 6-2 Seki A et al. Heart Rhythm 11 (8) 1411-1417, 2014.
⇨ 6-3 岩嵜有作、榊原隆次・内田さえ：編著『自律神経　―初めて学ぶ方のためのマニュアル』p219-234（中外医学社／2022年）
⇨ 6-4 吉村直樹．Annual Review神経. 268-279, 2009.
⇨ 6-5 三石知左子．チャイルドヘルス21（3）207-210, 2018.

⇨ 2-9 田中裕二、鈴木はる江．心身健康科学17（2）50-58, 2021.
⇨ 2-10 大平哲也．JOHNS 31（8）1037-1040, 2015.
⇨ 2-11 志村まゆらほか．自律神経37（5）584-590, 2000
⇨ 2-12 Snyder SH：著、佐久間昭：訳『脳と薬物』（東京化学同人／1990年）
⇨ 2-13 岡崎寛蔵『くすりの歴史』（講談社／1976年）
⇨ 2-14 杉本八郎．日薬理誌124：163-170, 2004.
⇨ 2-15 杉本八郎、吉野勝美．島根県産業技術センター研究報告46：41-46, 2010.

第 3 章

⇨ 3-1 小川徳雄『汗の常識・非常識』（講談社ブルーバックス／1998年）
⇨ 3-2 久野寧『汗の話』（光生館／1963年）
⇨ 3-3 久野寧．からだの科学16：104-110, 1967.
⇨ 3-4 高木健太郎『生体の調節機能　ハリの原理をさぐる』（中公新書／1972年）
⇨ 3-5 Kuno Y. Physiology of human perspiration, J. & A. Churchill Ltd., 1934.
⇨ 3-6 Takagi K, Sakurai T. Jpn J Physiol. 1 : 27-28, 1950.
⇨ 3-7 太田恵子『高木健太郎の生涯』（健友館／1994年）
⇨ 3-8 佐藤昭夫：東洋療法学校協会学会誌22 : 8-19, 1998.
⇨ 3-9 Sato A, Sato Y, Schmidt RF. The impact of somatosensory input on autonomic functions. Review of Physiology Biochemistry and Pharmacology 130 : 1-328, 1997.〔山口眞二郎：監訳『体性－自律神経反射の生理学』（シュプリンガージャパン／2007年）〕
⇨ 3-10 Biesold D et al. Neurosci Lett 98 : 39-44, 1989.
⇨ 3-11 Sato A, Sato Y. Neurosci Res 14 : 242-274, 1992.
⇨ 3-12 Schliebs R, Arendt T. J Neural Transmission 113 : 1625-1644, 2006.
⇨ 3-13 内田さえ．自律神経59：191-196, 2022.
⇨ 3-14 Uchida S et al. J Physiol Sci 69 : 425-431, 2019.
⇨ 3-15 Newhouse P et al. Neurology 78(2) 91-101, 2012.
⇨ 3-16 大野行弘ほか．The Lung-perspectives 27 (1) 62-66, 2019.
⇨ 3-17 Kagitani F et al. J Physiol Sci 58 : 133-138, 2008.
⇨ 3-18 Pauk J et al. Life Sci. 39 : 2081-2087, 1986.
⇨ 3-19 Field T：著、佐久間徹：訳『タッチ』（二瓶社／2008年）

第 4 章

⇨ 4-1 Cannon WB. The way of an investigator. Hafner Pub Company 1945 (1968).
⇨ 4-2 Brooks C McC et al. The life and contributions of Walter Bradford Cannon. State University of NY, 1975.
⇨ 4-3 Cannon WB. J Boston Soc Med Sci. 2 (6) 59-75, 1898.
⇨ 4-4 Cannon WB. Amer J Phsyiol. 33 (2) 356-372, 1914.
⇨ 4-5 野村益世『漱石の大出血はアスピリンが原因か』（愛育社／2008年）
⇨ 4-6 佐藤昭夫．ストレス科学9（1）12-16, 1994.
⇨ 4-7 Okinaka S et al. Tohoku J Exp Med. 56 : 153-159, 1952.
⇨ 4-8 Engeland WC, Arnhold MM. Endocrine. 28 : 325-332, 2005.

参考文献

全体で使用した文献

A) 鈴木郁子ほか『やさしい自律神経生理学　命を支える仕組み』（中外医学社／2015年）

B) 鈴木郁子『生理学をめぐる旅　研究を紡いだ若者たち』（中外医学社／2023年近刊）

C) 内田さえ、原田玲子ほか『生理学　第３版』（医歯薬出版／2014年）

第 0 章

⇨ 0-1 Rooney A. The history of neuroscience. The Rosen Publishing Group Inc., 2018.

⇨ 0-2 Valenstein ES. The war of the soups and the sparks. Columbia University Press, 2005.

⇨ 0-3 大塚正徳. 東京医療センター　第12回感覚器シンポジウム, 2017.

第 1 章

⇨ 1-1 Cannon WB. The wisdom of the body. W. W. Norton and Company Inc., 1932.〔W.B.キャノン：著、舘鄰・舘澄江：訳『からだの知恵　―この不思議なはたらき』（講談社学術文庫／1981年）〕

⇨ 1-2 Bernard C：著、三浦岱栄：訳『実験医学序説』（岩波文庫／1970年）

⇨ 1-3 平野鉄雄、新島旭『脳とストレス』（共立出版／1995年）

⇨ 1-4 Bianconi E et al. Ann Human Biology. 40 : 463-471 2013.

⇨ 1-5 Horn JP. Clin Auton Res 28 : 181-185, 2018.

⇨ 1-6 時実利彦『目で見る脳　―その構造と機能』（東京大学出版会／1969年）

⇨ 1-7 Geison GL. Michael Foster and the Cambridge School of Physiology. Princeton University Press, 1978.

⇨ 1-8 Comroe JH：著、諏訪邦夫：訳『心臓をめぐる発見の物語』（中外医学社／1987年）

⇨ 1-9 Finger S. Minds behind the brain. Oxford University Press, 2000.

⇨ 1-10 Tansey EM. C.R.Biologies 329 : 419-425, 2006.

⇨ 1-11 船山信次『毒の科学』（ナツメ社／2013年）

⇨ 1-12 川島紘一郎. 基礎老化研究34（4）13-24, 2010.

第 2 章

⇨ 2-1 Hart-Davis A：著、山崎正浩：訳『パブロフの犬』（創元社／2016年）

⇨ 2-2 Leung AK et al. Paediatr Child Health. 4 (6) 406-411, 1999.

⇨ 2-3 Edgar M et al. Saliva and oral health.(4th ed), Stephen Hancocks 2012.

⇨ 2-4 Proctor GB. Periodontology 2000, 70 (1) 11-25, 2016.

⇨ 2-5 田村直俊、中里良彦. 自律神経56 : 155-161, 2019.

⇨ 2-6 松尾龍二. 日薬理誌127：161-266, 2016.

⇨ 2-7 Dartt DA. Prog Retin Eye Res. 28 (3) 155-177, 2009.

⇨ 2-8 神谷清ほか. 自律神経44（4）314-320, 2007.

な

は

た

さ

さくいん

人名

アルファベット・記号

N.D.C.491.373　246p　18cm

ブルーバックス　B-2229

自律神経《じりつしんけい》の科学《かがく》

「身体が整う」とはどういうことか

2023年 4 月20日　第 1 刷発行
2024年 9 月13日　第 8 刷発行

著者　鈴木郁子《すずきいくこ》
発行者　森田浩章
発行所　株式会社講談社
〒112-8001　東京都文京区音羽2-12-21
電話　出版　03-5395-3524
販売　03-5395-4415
業務　03-5395-3615
印刷所　（本文印刷）株式会社ＫＰＳプロダクツ
（カバー表紙印刷）信毎書籍印刷株式会社
本文データ制作　ブルーバックス
製本所　株式会社国宝社

定価はカバーに表示してあります。

ISBN978－4－06－526716－5

発刊のことば

科学をあなたのポケットに

二十世紀最大の特色は、それが科学時代であるということです。科学は日に日に進歩を続け、止まるところを知りません。ひと昔前の夢物語もどんどん現実化しており、今やわれわれの生活のすべてが、科学によってゆり動かされているといっても過言ではないでしょう。

そのような背景を考えれば、学者や学生はもちろん、産業人も、セールスマンも、ジャーナリストも、家庭の主婦も、みんなが科学を知らなければ、時代の流れに逆らうことになるでしょう。

ブルーバックス発刊の意義と必然性はそこにあります。このシリーズは、読む人に科学的に物を考える習慣と、科学的に物を見る目を養っていただくことを最大の目標にしています。そのためには、単に原理や法則の解説に終始するのではなくて、政治や経済など、社会科学や人文科学にも関連させて、広い視野から問題を追究していきます。科学はむずかしいという先入観を改める表現と構成、それも類書にないブルーバックスの特色であると信じます。

一九六三年九月　　野間省一

ブルーバックス　医学・薬学・心理学関係書(I)

ブルーバックス　生物学関係書（I）

1073 へんな虫はすごい虫　安富和男
1176 考える血管　児玉龍彦／浜窪隆雄
1341 食べ物としての動物たち　伊藤　宏
1391 ミトコンドリア・ミステリー　林　純一
1410 新しい発生生物学　木下　圭／浅島　誠
1427 筋肉はふしぎ　杉　晴夫
1439 味のなんでも小事典　日本味と匂学会＝編
1472 DNA（上）　ジェームス・D・ワトソン／アンドリュー・ベリー　青木　薫＝訳
1473 DNA（下）　ジェームス・D・ワトソン／アンドリュー・ベリー　青木　薫＝訳
1474 クイズ　植物入門　田中　修
1507 新しい高校生物の教科書　栃内　新／左巻健男＝編著
1528 新・細胞を読む　山科正平
1537 「退化」の進化学　犬塚則久
1538 進化しすぎた脳　池谷裕二
1565 これでナットク！　植物の謎　日本植物生理学会＝編
1592 発展コラム式　中学理科の教科書　第2分野（生物・地球・宇宙）　石渡正志／滝川洋二＝編
1612 光合成とはなにか　園池公毅
1626 進化から見た病気　栃内　新
1637 分子進化のほぼ中立説　太田朋子
1647 インフルエンザ　パンデミック　河岡義裕／堀本研子

1662 老化はなぜ進むのか　近藤祥司
1670 森が消えれば海も死ぬ　第2版　松永勝彦
1681 マンガ　統計学入門　アイリーン・マグネロ＝文　ボリン・V・ルーン＝絵　神永正博＝監訳　井口耕二＝訳
1712 図解　感覚器の進化　岩堀修明
1725 魚の行動習性を利用する釣り入門　川村軍蔵
1727 iPS細胞とはなにか　朝日新聞大阪本社科学医療グループ
1730 たんぱく質入門　武村政春
1792 二重らせん　ジェームス・D・ワトソン　江上不二夫／中村桂子＝訳
1800 ゲノムが語る生命像　本庶　佑
1801 新しいウイルス入門　武村政春
1821 これでナットク！　植物の謎Part2　日本植物生理学会＝編
1829 エピゲノムと生命　太田邦史
1842 記憶のしくみ（上）　ラリー・R・スクワイア／エリック・R・カンデル　小西史朗／桐野　豊＝監修
1843 記憶のしくみ（下）　ラリー・R・スクワイア／エリック・R・カンデル　小西史朗／桐野　豊＝監修
1844 死なないやつら　長沼　毅
1849 分子からみた生物進化　宮田　隆
1853 図解　内臓の進化　岩堀修明

ブルーバックス　生物学関係書（II）

1861	発展コラム式　中学理科の教科書　改訂版　生物・地球・宇宙編	石渡正志　滝川洋二＝編
1872	マンガ　生物学に強くなる	堂嶋大輔＝作　渡邊雄一郎＝監修
1874	もの忘れの脳科学	苧阪満里子
1875	カラー図解　アメリカ版　大学生物学の教科書　第4巻　進化生物学	D・サダヴァ他　石崎泰樹　斎藤成也＝監訳
1876	カラー図解　アメリカ版　大学生物学の教科書　第5巻　生態学	D・サダヴァ他　石崎泰樹　斎藤成也＝監訳
1889	社会脳からみた認知症	伊古田俊夫
1898	哺乳類誕生　乳の獲得と進化の謎	酒井仙吉
1902	巨大ウイルスと第４のドメイン	武村政春
1923	コミュ障　動物性を失った人類	正高信男
1929	心臓の力	柿沼由彦
1943	神経とシナプスの科学	杉　晴夫
1944	細胞の中の分子生物学	森　和俊
1945	芸術脳の科学	塚田　稔
1964	脳からみた自閉症	大隅典子
1990	カラー図解　進化の教科書　第1巻　進化の歴史	カール・ジンマー　ダグラス・J・エムレン　更科　功／石川牧子／国友良樹＝訳
1991	カラー図解　進化の教科書　第2巻　進化の理論	カール・ジンマー　ダグラス・J・エムレン　更科　功／石川牧子／国友良樹＝訳
1992	カラー図解　進化の教科書　第3巻　系統樹や生態から見た進化	カール・ジンマー　ダグラス・J・エムレン　更科　功／石川牧子／国友良樹＝訳
2010	生物はウイルスが進化させた	武村政春
2018	カラー図解　古生物たちのふしぎな世界	土屋　健／田中源吾＝協力
2034	ＤＮＡの98％は謎	小林武彦
2037	我々はなぜ我々だけなのか	川端裕人／海部陽介＝監修
2070	筋肉は本当にすごい	杉　晴夫
2088	植物たちの戦争	日本植物病理学会＝編著
2095	深海——極限の世界	藤倉克則・木村純一＝編著　海洋研究開発機構＝協力
2099	王家の遺伝子	石浦章一
2103	我々は生命を創れるのか	藤崎慎吾
2106	うんち学入門	増田隆一
2108	ＤＮＡ鑑定	梅津和夫
2109	免疫の守護者　制御性Ｔ細胞とはなにか	坂口志文／塚﨑朝子
2112	カラー図解　人体誕生	山科正平
2119	免疫力を強くする	宮坂昌之
2125	進化のからくり	千葉　聡
2136	生命はデジタルでできている	田口善弘
2146	ゲノム編集とはなにか	山本　卓
2154	細胞とはなんだろう	武村政春

ブルーバックス　生物学関係書（Ⅲ）

- 2156 新型コロナ　7つの謎　宮坂昌之
- 2159 「顔」の進化　馬場悠男
- 2163 カラー図解　アメリカ版　新・大学生物学の教科書　第1巻　細胞生物学　D・サダヴァ他　石崎泰樹・中村千春＝監訳　小松佳代子＝訳
- 2164 カラー図解　アメリカ版　新・大学生物学の教科書　第2巻　分子遺伝学　D・サダヴァ他　中村千春＝監訳　小松佳代子＝訳
- 2165 カラー図解　アメリカ版　新・大学生物学の教科書　第3巻　分子生物学　D・サダヴァ他　石崎泰樹・中村千春＝監訳　小松佳代子＝訳
- 2166 寿命遺伝子　森　望
- 2184 呼吸の科学　石田浩司
- 2186 図解　人類の進化　斎藤成也＝編・著　海部陽介　米田穣　隅山健太
- 2190 生命を守るしくみ　オートファジー　吉森　保
- 2197 日本人の「遺伝子」からみた病気になりにくい体質のつくりかた　奥田昌子

35 計画の科学　加藤昭吉
733 紙ヒコーキで知る飛行の原理　小林昭夫
921 自分がわかる心理テスト　芦原　睦/桂　戴作=監修
1063 自分がわかる心理テストPART2　芦原　睦=監修
1073 へんな虫はすごい虫　安富和男
1084 図解　わかる電子回路　加藤　肇/見城尚志/高橋　久
1112 頭を鍛えるディベート入門　松本　茂
1234 子どもにウケる科学手品77　後藤道夫
1245 「分かりやすい表現」の技術　藤沢晃治
1273 もっと子どもにウケる科学手品77　後藤道夫
1284 理系志望のための高校生活ガイド　鍵本　聡
1307 理系の女の生き方ガイド　宇野賀津子/坂東昌子
1346 図解　ヘリコプター　鈴木英夫
1352 確率・統計であばくギャンブルのからくり　谷岡一郎
1353 算数パズル「出しっこ問題」傑作選　仲田紀夫
1364 理系のための英語論文執筆ガイド　原田豊太郎
1366 数学版　これを英語で言えますか?　E・ネルソン=監修/保江邦夫
1368 論理パズル「出しっこ問題」傑作選　小野田博一
1387 「分かりやすい説明」の技術　藤沢晃治
1396 制御工学の考え方　木村英紀
1413 『ネイチャー』を英語で読みこなす　竹内　薫
1420 理系のための英語便利帳　倉島保美/榎本智子/黒木　博=絵
1443 「分かりやすい文章」の技術　藤沢晃治
1478 「分かりやすい話し方」の技術　吉田たかよし
1493 計算力を強くする　鍵本　聡
1516 競走馬の科学　JRA競走馬総合研究所=編
1520 図解　鉄道の科学　宮本昌幸
1536 計算力を強くするpart2　鍵本　聡
1552 「計画力」を強くする　加藤昭吉
1553 図解　つくる電子回路　加藤ただし
1573 手作りラジオ工作入門　西田和明
1596 理系のための人生設計ガイド　坪田一男
1623 「分かりやすい教え方」の技術　藤沢晃治
1629 計算力を強くする　完全ドリル　鍵本　聡
1630 伝承農法を活かす家庭菜園の科学　木嶋利男
1653 理系のための英語「キー構文」46　原田豊太郎
1660 図解　電車のメカニズム　宮本昌幸=編著
1666 理系のための「即効!」卒業論文術　中田　亨
1671 理系のための研究生活ガイド　第2版　坪田一男
1676 図解　橋の科学　土木学会関西支部=編/田中輝彦/渡邊英一他
1688 武術「奥義」の科学　吉福康郎
1695 ジムに通う前に読む本　桜井静香